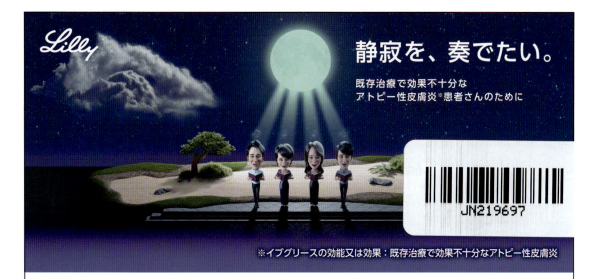

静寂を、奏でたい。

既存治療で効果不十分な
アトピー性皮膚炎※患者さんのために

※イブグリースの効能又は効果：既存治療で効果不十分なアトピー性皮膚炎

抗ヒトIL-13モノクローナル抗体製剤　薬価基準収載

 イブグリース® 皮下注250mg オートインジェクター シリンジ

レブリキズマブ（遺伝子組換え）注射液
Ebglyss® Subcutaneous Injection Autoinjectors, Ebglyss® Subcutaneous Injection Syringes

生物由来製品　劇薬　処方箋医薬品（注意−医師等の処方箋により使用すること）
最適使用推進ガイドライン対象品目

1. 警告
本剤の投与は、適応疾患の治療に精通している医師のもとで行うこと。

2. 禁忌（次の患者には投与しないこと）
本剤の成分に対し過敏症の既往歴のある患者

4. 効能又は効果
既存治療で効果不十分なアトピー性皮膚炎

5. 効能又は効果に関連する注意
5.1 ステロイド外用剤やタクロリムス外用剤等の抗炎症外用剤による適切な治療を一定期間施行しても、十分な効果が得られず、強い炎症を伴う皮疹が広範囲に及ぶ患者に用いること。
5.2 原則として、本剤投与時にはアトピー性皮膚炎の病変部位の状態に応じて抗炎症外用剤を併用すること。
5.3 本剤投与時も保湿外用剤を継続使用すること。

6. 用法及び用量
通常、成人及び12歳以上かつ体重40kg以上の小児には、レブリキズマブ（遺伝子組換え）として初回及び2週後に1回500mg、4週以降、1回250mgを2週間隔で皮下投与する。なお、患者の状態に応じて、4週以降、1回250mgを4週間隔で皮下投与することができる。

7. 用法及び用量に関連する注意
本剤による治療反応は、通常投与開始から16週までには得られる。16週までに治療反応が得られない場合は、投与中止を考慮すること。

8. 重要な基本的注意
8.1 本剤投与中の生ワクチンの接種は、安全性が確認されていないので避けること。
8.2 本剤が疾病を完治させる薬剤でなく、本剤投与中も保湿外用剤等を併用する必要があることを患者に対して説明し、患者が理解したことを確認したうえで投与すること。

9. 特定の背景を有する患者に関する注意
9.1 合併症・既往歴等のある患者
9.1.1 寄生虫感染患者　本剤を投与する前に寄生虫感染の治療を行うこと。また、患者が本剤投与中に寄生虫感染を起こし、抗寄生虫薬による治療が無効な場合には、寄生虫感染が治癒するまで本剤の投与を一時中止すること。本剤はIL-13を阻害することにより2型免疫応答を減弱させ、寄生虫感染に対する生体防御機能を減弱させる可能性がある。
9.1.2 長期ステロイド内服療法を受けている患者　本剤投与開始後に経口ステロイドを急に中止しないこと。経口ステロイドの減量が必要な場合には、医師の管理下で徐々に行うこと。

11. 副作用
次の副作用があらわれることがあるので、観察を十分に行い、異常が認められた場合には投与を中止するなど適切な処置を行うこと。
11.1 重大な副作用
11.1.1 重篤な過敏症（0.2％）アナフィラキシー等の重篤な過敏症があらわれることがある。
11.2 その他の副作用（抜粋）5％以上：アレルギー性結膜炎、結膜炎

21. 承認条件
医薬品リスク管理計画を策定の上、適切に実施すること。

その他の注意事項等情報については電子添文を参照ください。

製造販売元〈文献請求先及び問い合わせ先〉
日本イーライリリー株式会社
〒651-0086 神戸市中央区磯上通5丁目1番28号

Lilly Answers リリーアンサーズ
日本イーライリリー医療情報問合せ窓口
medical.lilly.com/jp

（医療関係者向け）
0120-360-605 ※1
受付時間 月曜日〜金曜日 8:45〜17:30※2
※1 通話料は無料です。携帯電話からでもご利用いただけます。
　　尚、IP電話からはフリーダイヤルをご利用できない場合があります。
※2 祝祭日および当社休日を除きます。

PP-LK-JP-0402　2024年5月作成

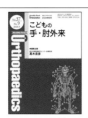
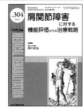
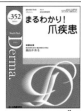

マンスリーブック オルソペディクス
編集主幹
松本守雄／斎藤 充

Vol. 38　No. 1～13（月刊）
税込年間購読料　42,570 円
（通常号 11 冊・増大号 1 冊・増刊号 1 冊）
2025 年特集テーマ────────以下続刊
No. 1　高齢者上腕骨骨折治療の極意
No. 2　こどもの運動器 基本診察法

マンスリーブック メディカルリハビリテーション
編集主幹
水間正澄／小林一成

No. 309～321（月刊）
税込年間購読料　40,150 円
（通常号 11 冊・増大号 1 冊・増刊号 1 冊）
2025 年特集テーマ────────以下続刊
No. 309　リハビリテーション医療の現場で
　　　　役に立つポリファーマシーの知識
No. 310　私が教える腰痛リハビリテーショ
　　　　ン診療のコツ

マンスリーブック デルマ
編集主幹
大山 学／佐伯秀久

No. 356～368（月刊）
税込年間購読料　43,560 円
（通常号 11 冊・増大号 1 冊・増刊号 1 冊）
2025 年特集テーマ────────以下続刊
No. 356　保存版！皮膚科 1 人医長マ
　　　　ニュアル
No. 357　皮膚外科 Basic & Advance

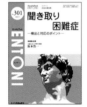
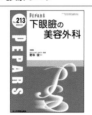
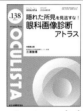

マンスリーブック エントーニ
編集主幹
曾根三千彦／香取幸夫

No. 305～317（月刊）
税込年間購読料　42,900 円
（通常号 11 冊・増大号 1 冊・増刊号 1 冊）
2025 年特集テーマ────────以下続刊
No. 305　手元に 1 冊！ 抗菌薬の適
　　　　正使用ガイド
No. 306　年代別　補聴器・人工内耳
　　　　装用の実際

形成外科関連分野の好評雑誌 ペパーズ
編集主幹
上田晃一／大慈弥裕之／小川 令

No. 217～228（月刊）
税込年間購読料　42,020 円
（通常号 11 冊・増大号 1 冊）
2025 年特集テーマ────────以下続刊
No. 217　良性腫瘍マスターガイド
　　　　ーそのホクロ大丈夫？ー
No. 218　下肢切断を知る

マンスリーブック オクリスタ
編集主幹
高橋 浩／堀 裕一

No. 142～153（月刊）
税込年間購読料　41,800 円
（通常号 11 冊・増大号 1 冊）
2025 年特集テーマ────────以下続刊
No. 142　今こそ学ぶべき網膜電図
　　　　（ERG）
No. 143　眼瞼手術の勘どころー視機
　　　　能・整容・再手術ー

♣ 書籍のご案内 ♣

◆こどもの足を知る・診る・守る！
　編／田中康仁・高山かおる
　　　定価 5,720 円（税込）B5 判 200 頁

◆ゼロからはじめる Non-Surgical 美容医療
　著／宮田成章　定価 5,940 円（税込）B5 判 164 頁

◆角膜テキスト臨床版
　ー症例から紐解く角膜疾患の診断と治療ー
　著／西田輝夫・森重直行・近間泰一郎・福田 憲
　　　定価 11,000 円（税込）B5 判 216 頁

◆運動器臨床解剖学
　ーチーム秋田の「メゾ解剖学」基本講座ー改訂第2版
　編／秋田恵一・二村昭元
　　　定価 6,490 円（税込）B5 判 248 頁

◆明日の足診療シリーズⅣ
　足の外傷・絞扼性神経障害、糖尿病足の診かた
　監／日本足の外科学会
　　　定価 8,690 円（税込）B5 判 274 頁

◆[Web 動画付き]優投生塾 投球障害攻略
　マスターガイド
　編著／森原 徹・松井知之
　　　定価 7,480 円（税込）B5 判 302 頁

◆睡眠環境学入門
　監／日本睡眠環境学会
　　　定価 3,850 円（税込）B5 判 270 頁

◆[Web 動画付]外傷エコー診療のすすめ
　監／渡部欣忍・最上敦彦
　編／笹原 潤・酒井瑛平
　　　定価 8,800 円（税込）B5 判 406 頁

◆インプラント周囲骨折を極める
　編／馬場智規　定価 16,500 円（税込）A4 変型判 406 頁

◆[Web 動画付き]AKO 手術における私の工夫
　編／竹内良平　定価 7,480 円（税込）B5 判 152 頁

◆研修医・臨床検査技師のための乳腺・
　甲状腺検査の手引きー専門病院 相良病
　院×伊藤病院がおくる検査の実際ー
　編／伊藤公一・相良吉昭
　　　定価 4,950 円（税込）B5 判 252 頁

◆メンタルメイクセラピスト®
　検定公式テキスト＜学科編＞
　編／公益社団法人 顔と心と体研究会
　　　定価 7,920 円（税込）B5 判 298 頁

年間購読のお客様には送料弊社負担にて，毎月最新号をお手元にお届けいたします。バックナンバーもぜひお買い求めください。

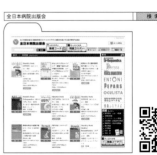

全日本病院出版会
〒113-0033　東京都文京区本郷 3-16-4
TEL：03-5689-5989　FAX：03-5689-8030
www.zenniti.com

Monthly Book *Derma.*

編集企画にあたって…

　厚生労働省における 2022 年の「医師・歯科医師・薬剤師統計」によると，日本の医師数は 34 万人で，そのうち病院・診療所に従事する医師数は 32 万人，皮膚科としては 1 万人，そのうち皮膚科専門医は 5,851 人（病院 1,907 人，診療所 3,944 人）というデータがでています．また 2020 年から医師数増加率が高いのは皮膚科（19％増）と精神科（34％増）のようですが，その他のなかには，美容外科，形成外科が含まれ 40％増となっています．

　一方，日本臨床皮膚科医会の全国調査においては，平成 21～26 年の間で 1 人医長の施設は55％から 50％へやや減少し，常勤医施設は全国で 100 施設ほど減少しているとしています．

　このことから考えられるのは皮膚科として研修を始める医師が増えているものの，皮膚科専門医を取得することなく病院勤務もしないという医師が増え，そのことで常勤病院を維持することが困難となり，さらには新専門医制度の導入，働き方改革があいまって 1 人医長を維持しにくい状況となっているのが現状です．

　さて，これらの現状をどのように考えるか．皮膚科は今後どうなるのか，そして皮膚科医としてどう生きていくべきか，など多くの先生方が不安を感じる課題です．

　勤務医として約 20 年間過ごすなかで，今回皮膚科の 1 人医長という役割を考える機会をいただき，現在 1 人医長として日々頑張っている先生，そして今後 1 人医長となったときのために必要な知識，Tips，エールがつまった，まさに『保存版！皮膚科 1 人医長マニュアル』をまとめることができました．

　我々が今できることは，1 人医長としてやり抜くために臨床力を高めること，周りを巻き込みいかにストレスとなることを削ぎ落としながら，孤独にならず皮膚科の診療を楽しむかです．

　是非一度この Derma.（デルマ）を手にとって，先人の新たな知恵を拝借し，普段聞けない自分の苦手な領域の知識を深め，日常診療に活かしていくことで，乗り越えた先にある'大きなやりがい'を手に入れることになればと思います．

2024 年 12 月

西田絵美

KEY WORDS INDEX

和 文

あ行

足潰瘍　75
アレルギー性接触皮膚炎　47
安全な手術　28
異所性蒙古斑　55
いなべ総合病院　11
陰圧閉鎖療法　68
太田母斑　55

か行

下腿潰瘍　75
合併症　28
稼働額　1
外傷性刺青　55
Qスイッチレーザー　55
協力　1
局所皮弁　11
勤続　1
研修医指導　83
光線治療　38

さ行

色素レーザー　55
湿潤環境下療法　68
ジャパニーズベースライン
　シリーズ　47
創傷治療　75
相対的入院　19
創面環境調整　68

た行

TIME 理論　68
ターゲット型光線療法　38
地域連携　83
超音波検査　28
ツツガムシ病　11
糖尿病性足病変　75

な行

ナローバンドUVB　38
乳児血管腫　55

入院収益　19
入院適応コントロール　19

は行

パッチテスト　47
パッチテストパネル®S　47
日帰り手術　28
1人医長　1,19,28
1人赴任　19
皮膚科専門医　11
皮膚科ホットライン　83
皮膚科レクチャー　83
扁平母斑　55

ま行

末梢動脈疾患　75
毛細血管奇形　55

欧 文

A，B

Allergic contact dermatitis　47
board-certified dermatologist　11

C

capirally malformation　55
complication　28
continuous service　1
cooperation　1

D

day surgery　28
dermatology hot line　83
dermatology lecture　83
diabetic foot　75
dye laser　55

E，F，I

ectopic Mongolian spot　55
foot ulcer　75
inabe general hospital　11
infantile hemangioma　55

J，L，M

Japanese baseline series 2015：
　JBS 2015　47
leg ulcer　75
local flap　11
moist wound healing　68

N

narrow band UVB　38
negative pressure wound
　therapy：NPWT　68
nevus of Ota　55
nevus spilus　55

O

one medical director　1
operating amount　1
Orientia tsutsugamushi　11

P

patch test　47
PATCH TEST PANEL®S　47
peripheral artery disease　75
phototherapy　38

Q，R，S

Q switched laser　55
regional cooperation　83
safe surgery　28
solo chief physician　19,28

T

targeted phototherapy　38
TIME concept　68
training doctor guidance　83
traumatic tatoo　55

U，W

ultrasonography　28
wound bed preparation　68
wound healing　75

WRITERS FILE
ライターズファイル
(50音順)

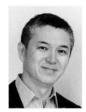

欠田　成人
（かけだ　まさと）

- 2000年　大阪市立大学(現大阪公立大学)卒業
- 2001年　三重大学皮膚科
- 2003年　公立紀南病院皮膚科
- 2006年　三重大学大学院医学系研究科博士課程
- 2011年　同，助教
- 2012～13年　スイス，ベルン大学皮膚科留学
- 2016年　同，科内講師/外来医長
- 2017年　三重大学医学部附属病院，講師/病棟医長
- 2019年　済生会松阪総合病院皮膚科
- 2020年　同，部長

田口詩路麻
（たぐち　しじま）

- 2001年　筑波大学卒業
- 2002年　筑波大学附属病院研修医
- 2004年　日立製作所日立総合病院
- 2007～10年　筑波大学皮膚科大学院医学博士取得
- 2011年　水戸協同病院皮膚科
- 2015年　同，部長
- 2021年　筑波大学医学医療系皮膚科学分野，臨床教授（病院）兼任

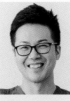

古橋　卓也
（ふるはし　たくや）

- 2006年　滋賀医科大学卒業　春日井市民病院，初期研修医
- 2008年　名古屋市立大学加齢・環境皮膚科学入局
- 2013年　同大学大学院博士課程修了，博士（医学）同大学院医学研究科加齢・環境皮膚科学，助教
- 2014年　愛知県厚生農業協同組合連合会　稲沢厚生病院，医長
- 2016年　春日井市民病院皮膚科，医長
- 2021年　同，主任部長

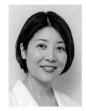

国本　佳代
（くにもと　かよ）

- 2004年　和歌山県立医科大学卒業　同大学附属病院，臨床研修医
- 2006年　同大学皮膚科入局
- 2008年　和歌山ろうさい病院皮膚科勤務
- 2010年　和歌山県立医科大学皮膚科，学内助教
- 2012年　同，助教
- 2020年　同，講師
- 2023年　同大学光学的美容皮膚科講座，准教授

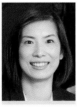

西田　絵美
（にしだ　えみ）

- 2004年　名古屋市立大学卒業
- 2006年　同大学皮膚科，シニアレジデント
- 2007年　独立行政法人国立長寿医療研究センター，特別研究生
- 2008年　京都大学医学研究科次世代免疫制御を目指す創薬医学融合拠点特別研究生
- 2010年　名古屋市立大学皮膚科，臨床研究医
- 2012年　同，助教
- 2016年　同，講師
- 2020年　岡崎市民病院皮膚科，統括部長
- 2024年　名古屋市立大学医学部附属西部医療センター皮膚科教授・乾癬治療ケアセンター，センター長

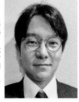

真柄　徹也
（まがら　てつや）

- 2016年　名古屋市立大学卒業　安城更生病院，初期研修医
- 2018年　名古屋市立大学大学院加齢・環境皮膚科学，シニアレジデント
- 2021年　同，臨床研究医
- 2022年　三重北医療センターいなべ総合病院皮膚科，医員
- 2023年　名古屋市立大学大学院医学研究科博士課程修了
- 2024年　同大学医学部，臨床准教授

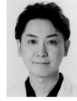

須貝　達朗
（すがい　たつろう）

- 2014年　琉球大学卒業
- 2016年　北海道大学皮膚科入局
- 2017年　市立釧路総合病院皮膚科
- 2019年　北海道大学病院皮膚科
- 2021年　市立札幌病院皮膚科
- 2022年　北海道大学病院皮膚科
- 2023年　豊橋市民病院皮膚科，医長

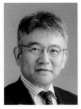

福澤　正男
（ふくざわ　まさお）

- 1989年　信州大学卒業　同大学大学院医学研究科病理系第二病理入学
- 1993年　単位取得後退学，学位取得
- 1994年　信州大学皮膚科入局
- 1996年　諏訪赤十字病院
- 1998年　信州大学皮膚科
- 2000年　諏訪赤十字病院皮膚科　日本皮膚科学会認定専門医取得
- 2003年　伊那中央病院皮膚科
- 2011年　同，部長
- 2019年　信州大学医学部，臨床教授

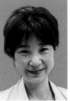

松倉　節子
（まつくら　せつこ）

- 1993年　横浜市立大学卒業
- 2008年　カナダ，トロント大学医学部皮膚科（Dr. Neil H. Shear）に留学
- 2010年　横浜市立大学附属市民総合医療センター皮膚科，講師
- 2014年　横須賀市立うわまち病院皮膚科，部長
- 2017年　済生会横浜市南部病院皮膚科，主任部長
- 2022年　丸子中央病院皮膚科，部長

山村　美華
（やまむら　みか）

- 2009年　聖マリアンナ医科大学卒業　同大学医学部附属病院，研修医
- 2013年　九州大学病院皮膚科入局
- 2019年　同大学大学院博士課程修了
- 2019～21年　米国ロックフェラー大学留学
- 2022～23年　原土井病院，皮膚科部長
- 2024年　済生会飯塚嘉穂病院，皮膚科部長

INDEX
Monthly Book ***Derma.*** No. 356／2025.1 ◆目次

1 皮膚科1人医長へのメッセージ…………………………………福澤　正男

1人医長を20年継続してきた．現在1人医長の立場に悩む皮膚科医も多いと聞く．私の経験を参考にしていただければ幸甚である．

11 1人医長からの皮膚科専門医………………………………………真柄　徹也

1人医長としての診療の実際，周囲との連携および皮膚科専門医を取得するまでについて，経験した症例を供覧しながら紹介する．

19 外来と入院診療のバランス……………………………………古橋　卓也

1人医長で「やりがい」と「つぶれない」を両立するためにどうするか．外来と入院バランスというテーマで考えるなか，入院をコントロールするスキルが必要だとわかってきた．

28 1人医長で行う皮膚科手術………………………………………欠田　成人

1人医長で行う皮膚科手術では，特に安全で合併症やトラブルの少ない手術管理が求められる．1人医長で特に注意すべきポイントに絞り記載した．

38 光線治療とその実践………………………………………………西田　絵美

光線療法は難治性疾患への有用な治療選択肢となり得るため，機器の特徴やその選択，照射方法，照射量の設定，効果の評価を行い是非治療の一手として使用してもらいたい．

47 パッチテスト………………………………………………………松倉　節子

1人医長で効率よく行うためのパッチテストの対象疾患と準備，Japanese baseline series（JBS）2015の活用，持参品の調整，結果の判定および解釈について解説する．

保存版！皮膚科1人医長マニュアル

◆編集企画／名古屋市立大学医学部附属西部医療センター教授　西田　絵美　◆編集主幹／大山　学　佐伯　秀久

55　皮膚科医ができるレーザー治療……………………………国本　佳代

レーザー治療で保険収載されている疾患の治療を開始するにあたり，レーザー機器の種類や治療に必要な事前準備を含め，各疾患の治療のポイントを解説する．

68　陰圧閉鎖療法をやってみよう……………………………山村　美華

陰圧閉鎖療法（NPWT）は創部を陰圧にすることで創傷治癒を促進する治療法で，実臨床の現場での需要が高まっている．NPWTの理論と実践的な運用について解説する．

75　苦手な足潰瘍をどうするか……………………………須貝　達朗

足潰瘍の鑑別診断と治療マネジメントの重要性について，動脈性潰瘍と静脈性潰瘍を中心に解説し，診断のプロセスについて詳述する．

83　皮疹伝疹

―1人医長となったら，僕たちはどう生きるか？―………田口詩路麻

1人医長になったら，大いに悩んで，大いに楽しむことである．自由にできること，やりたいことを増やすこと，自分次第で可能性は無限大．目標とやりたいことを決めて，コツコツと．

Key Words Index ……………………前付 4
Writers File ……………………前付 5
FAX 専用注文書 ……………………93
FAX 住所変更届 ……………………94
バックナンバー在庫一覧 ……………95
掲載広告一覧 ……………………96
Monthly Book Derma. 次号予告 ……96

こどもの足を知る・診る・守る！

編集
田中　康仁
奈良県立医科大学整形外科 教授

高山　かおる
埼玉県済生会川口総合病院皮膚科 主任部長

2024年12月発行
200頁
定価5,720円
（本体5,200円＋税）

詳細はこちら！

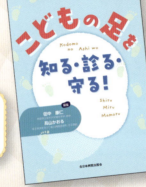
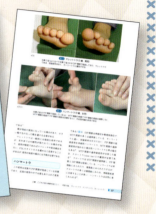

こどもの足部障害の診断・治療のみならず、将来を見据えた予防の観点から、靴がこどもの足に及ぼす影響や正しい靴の履き方、有効な運動指導など、多角的な視点で網羅しました！

整形外科医、皮膚科医、学校医、小児科医、内科医、教育関係者などの方々に、役立つ1冊！

CONTENS

I章 まず、こどもの足の成長を知ろう！
- こどもの足の成長
- 成長に伴うこどもの足のアーチ形成
- こどものロコモ

【Column】
- こどもの足は未完成 こども靴はこんなに怖い

II章 こどもの足の疾患を知ろう！

＜整形外科・スポーツ領域＞
- 扁平足
- 外反母趾
- 内反小趾、マレットトウ、ハンマートウ、カーリートウ
- 浮きゆび
- ねんざ・ねんざ後遺症
- 外脛骨障害
- 過剰骨・種子骨の障害
- 疲労骨折
- 骨端症
- 足根骨癒合症

【Column】
- スポーツと無月経
- こどもの頃の骨貯金

＜皮膚科領域＞
- たこ・うおのめ
- いぼ
- 陥入爪・巻き爪
- 足のにおい（多汗・むれ）
- 異汗性湿疹
- 白癬
- 凍瘡（しもやけ）
- トラブルを防ぐ足のケア

【Column】
- 健康診断に足測定を入れよう！

III章 こどもの靴を考えよう！
- 靴の基本とこども靴の正しい選び方・履き方
- こどもの上靴
- 制靴によって起こる足の障害
- こどものスポーツシューズ
- 靴下はどう選ぶ？

【Column】
- こどもの扁平足にインソールって必要！？
- 足と汗
- 学校生活一足制のススメ
- 裸足教育、草履教育
- 国会会議録からみたこどもの足の発育と靴に対する政府の考え方

IV章 こどもの足変形を予防しよう！
- こどもに必要な運動連鎖
- こどもの立ち姿勢・座り姿勢
- 運動のススメ
- こどものロコモ対策―なぜこどもの頃からロコモ予防が必要か―

全日本病院出版会
〒113-0033 東京都文京区本郷 3-16-4
www.zenniti.com
Tel：03-5689-5989
Fax：03-5689-8030

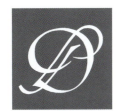

◆特集／保存版！皮膚科1人医長マニュアル
皮膚科1人医長へのメッセージ

福澤正男*

Key words：勤続(continuous service)，1人医長(one medical director)，協力(cooperation)，稼働額(operating amount)

Abstract　日皮会会員数は順調に増えているが，勤務医数不足は解消されていない．本稿では私の経歴，1人医長継続の理由，勤務医の利点，今後の目標などを述べる．私の経験が，現在1人医長に悩む皮膚科医の問題解決の一助になればと考えている．

はじめに

3年前，私の加入する日本臨床皮膚科医会(日臨皮)において勤務医委員会のメンバーに加えたいとの依頼を受けた．メンバーをみると全国の錚々たる勤務医から構成され，本委員会に参加する資格があるのかしばらく悩んだが，ほかの勤務医の意見を学習できる機会と捉え受諾した．参加後，第39回日臨皮臨床学術大会の勤務医セッションは，九州〜沖縄各県の特徴(離島医療など)・特有の皮膚科疾患に関して大学・病院勤務医・開業医それぞれの発表があり大変興味深いものであった．年一度の日臨皮本部で開催される勤務医委員会で，勤務医を継続するためにどうするか，検討・活動するという本委員会の目的が理解できたところである．第40回日臨皮臨床学術大会・勤務医セッションで，「私が伊那中央病院で勤務する理由」を発表し，その後本稿の依頼を受けた．発表を通して私の皮膚科医人生を振り返り，全国の1人医長で苦闘する皮膚科医へのエールになればと考えている．

私のキャリア(図1)

大学院時代はほかの医療機関の当直のみ(常勤医扱い)で生計を立てていたが，学位取得後，病理講座に残ることを断念し皮膚科に入局した．入局直後に，上層部から大学医局に残ることは不可能との宣告を受け，早々に開業ないし勤務医の2択になった．当時の大学医局は慢性的な人手不足であり，信州大学皮膚科勤務1年半が経過した頃，新年度より諏訪赤十字病院(以下，諏訪日赤)1人医長を打診された．皮膚科のキャリア2年で十分な臨床能力がない自分が努めることができるか逡巡したが，家族も増え今後の生活を考え，臨床的スキルを磨く機会と捉え赴任した．そこでの業務では1人医長として連日外来診療を行い，他科の迅速な協力と対応，パートとは異なる臨床現場でのやりがい，大学病院患者とは異なる患者層などを実感した．また自分の診療が直ちに結果に反映された．連日拘束が続き，救急部からの呼び出しも時々あったが皮膚科診断・治療学の面白さが勝り，当初1年の期間であったが，自らの希望で延長が認められ合計2年強の勤務となった．大学に戻っても人事は自転車操業で，2年ほど後に再度諏訪日赤勤務を提案された．勤務歴があり地域も熟知しており再度諏訪日赤勤務となった．程なく大学から有給者待遇で大学勤務を打診されたが，諏訪からの転勤時期と子どもの小学校入学が重なり，入局の経緯から大学に長期間残ることは困難と考え辞退した．当時，私の地元である伊那市で

---

* Masao FUKUZAWA, 〒396-0033　伊那市小四郎久保1313-1　伊那中央病院皮膚科，部長

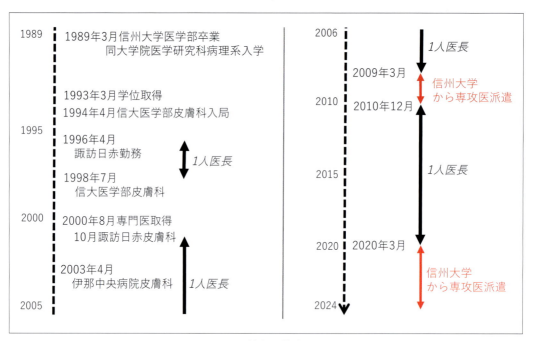

図 1. 筆者の勤務歴

「伊那中央総合病院」が新築移転し,「伊那中央病院」として開院予定であることを聞きつけた. 当時の院長は開院前から救急部(ER)の充実を掲げ, ER専従医師を5名以上確保し, 常勤医師は病棟当直のみとしていたことも大きな選択の理由である. 現在までの専攻医派遣期間を除き, 1人医長歴は都合20年となっていた.

私が常日頃心掛けていること

できるだけ, 受診・入院希望患者は断らない方針である. ただし, 患者都合で受付時間外に受診した患者は, 病棟回診・手術中などで断ることもある. 選定療養費を払っても受診希望をする患者も診る.

私が皮膚科医になった頃は, 未だ昭和の気質が蔓延しており, 自分が若手時代に経験した, 現在ならアカハラ・パワハラに該当するような理不尽体験を, 若手医師に経験させないように常に配慮している(その甲斐あってか, 2020年以降, 信州大学皮膚科から専攻医派遣を継続中).

長野県は形成外科(形成)医の数が多く, 腫瘍切除・熱傷治療・褥瘡は形成が主に治療を行う医療機関が多い. また当院はフットケア科があり, 褥瘡・虚血肢・下肢の糖尿病合併症・加齢による足病変などを扱っており, これらの症例も紹介すれば加療してくれる. 当科では, 自分のスキルアップ・技術の維持目的で腫瘍の切除・植皮はもちろん, 若手の経験のためにも大学皮膚科では絶対に遭遇しないであろう重症下肢虚血・壊疽, 重症軟部組織感染症, 熱傷, 褥瘡などの症例も加療している. 腫瘍の再建, 重症感染症のデブリードマン・全身管理など当科単独で難渋する場合は適宜内科系医師, 形成医師の力を借りている.

勤務医としての魅力はチーム医療に参画できることである. ある程度の規模の病院では褥瘡チームが構成されており, 当院でも皮膚科・フットケア科が同チームに加わり, 褥瘡対策加算算定に協力している. また抗癌剤を含めた薬剤漏出, 採血・点滴などの針刺入の際に生じる末梢神経障害なども当科対応となっている.

当科は2次医療圏内で唯一の日皮会乾癬生物学的製剤使用認定施設である. 乾癬, アトピー性皮膚炎(atopic dermatitis：AD), 円形脱毛症(alopecia areata：AA)に対して生物学的製剤・JAK阻害薬の導入も積極的に行っている. 2024年8月までに, この三疾患に対して生物学的製剤は115例(AD 82例, 乾癬33例), JAK阻害薬は16例(AD 7例, AA 7例, 乾癬2例)に投与している.

私が当院で1人医長を続けた理由

当院は，ERが夜間休日救急患者の診療を行うため，日当直中不眠不休で救急患者の診察をしなくてすむ点が最大の理由である．日当直中の業務は入院患者の対応が中心となる．蜂刺症などのアナフィラキシーショックも初期はER対応で経過観察依頼がくるのみであり，ERからの呼び出し対応は月に2～4回程度である．したがってERからの依頼は可能な限り迅速に対応している．

当院は初期研修指定病院であり皮膚科研修を希望する研修医は受け入れる．1人医長時代，6～9月は患者数が激増し，この間の研修を断っていたが，現在2人体制となり通年で引き受けている．当科研修期間は最低1か月，皮膚科医2人体制でも2年目研修医1名のみとしている．私の専門領域以外の知識は現代ではとても通用しないレベルであり，研修医から他領域の基本を学習している．また研修医は大学でのポリクリとは異なる多数の症例の診療を通して，多数の皮膚疾患症例を経験してもらう．皮膚腫瘍切除，生検も研修医の練度に応じて行わせる．**表1**は都道府県別の足下充足率を低いほうから並べたものである[1]．残念だが長野県は下から2番目であり，皮膚科医の数は極めて少ない．長野県の人口は約200万であるが[2]，日本皮膚科学会信州地方会会員数は120名強（私信）であり，本邦人口約12,000万人[2]に対する日皮会員数約13,000名[3]と比較するとおわかりいただけると思う．私の勤務する2次医療圏エリアの人口は18万人弱であり，圏内皮膚科常勤専門医数は3名，総合病院皮膚科3件（内2件は専門医のパート外来診療），開業皮膚科4件，入院施設は当院のみである（**図2**）．県下の皮膚科医数を増やすことは，勤務医の増加だけでなく県下の皮膚科診療を維持するためにも必須と考える．当院開設は2003年であり，現在の臨床研修制度が始まった年と一致している．当院は新築移転のため，当時の病院スタッフは転居準備に忙殺され，新臨床研修制度の準備が困難であり，当院での研修開始は2005年

であった．当時は1学年多くて3名程度であったが，現在は定員7名と増員され，フルマッチを継続している．1人医長時代も信州大学皮膚科入局者増は義務と考え，希望者全員を受け入れた．多くの研修医に皮膚科を選択していただくため当方も努力し，幸い私の熱意が通じてか，当院の2年目研修医48名（計84名中）が現在までに皮膚科を選択した．そのうち信州大学皮膚科に入局したものが4名であり，今年は2名加わる見込みである．

私が30代のまだ1人医長駆け出しの頃，気にかけてくれていた上司の存在（学会などで常に私に話しかけ，重症患者がいたら大学に送るよう常に促してくれた）も大きい．

1人医長時代は1年365日拘束であるため，学会出張・休暇などでERからコールがあるときは電話対応のみとせざるを得ないことが心苦しかった．幸い，ER医師・部長らには1人医長である点を考慮していただき，電話対応を非難されることはなかった．学会出張・休暇などで筆者不在時の入院患者対応は，合併症等を考慮し関連各科に急変時の対応をお願いした．365日拘束が続くと心身ともに疲弊するため，年一度のリフレッシュ休暇として1週間単位で家族と海外に旅行に出かけた．このような状況を許容していただいた，当院上層部・ERを含む各科の医師の存在抜きでは私の仕事は成り立たず大変感謝している．皮膚科常勤医2人体制となり，学会出張は若手を優先し，

表1. 2018年足下充足率（2018年足下医師数/2024年必要医師数）0.8以下，すなわち医師不足が顕著な都道府県	
福島県	0.52
長野県	0.61
岩手県	0.63
秋田県	0.65
群馬県	0.67
青森県	0.71
宮崎県	0.73
千葉県	0.76
新潟県	0.76
静岡県	0.76
愛媛県	0.76
鹿児島県	0.76

（文献1より引用）

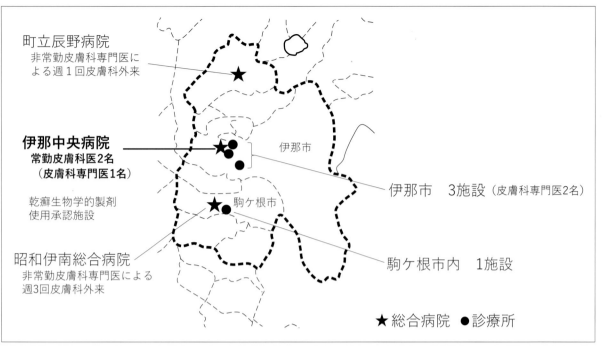

図 2. 当地 2 次医療圏内の皮膚科医療機関の分布

2人同時に不在とならないよう配慮している．働き方改革もあり，最近は学会出張＋1日有休，定期通院中の医療機関の受診(本来有休とすべきではないが)も有休とし消化に努めている．

2012年4月現在の形成部長が1人医長として当院に赴任した．形成部長は高速道路を介した車通勤で，その距離約60 km であり，休日・夜間緊急コール・病棟回診時の通勤はさぞかし苦労されたことと察する．赴任後程なく形成部長が私に，「1人医長同士であり，休日交替で回診を行わないか」と提案された．当科も入院患者の休日回診を行っていた．私も入院患者がいると休日回診していたため(1人医長時代，自分の休暇・学会出張などで病棟回診のなかった日は年間2週間程度と推定された)，渡りに船であった．当然形成・皮膚科で疾患が異なるため，毎週木曜日に形成・皮膚科合同のカンファレンスを行い，休日回診当番がほぼ半々になるように，形成部長が両科の日当直・休暇希望を加味して休日病棟回診当番表を作成した．その後，形成は 2→3 人目と増員され，当科も2020年から2人目が増員され，交替で休日回診を行っている．本連携により休日回診の負担が減り，休暇取得が極めて容易となった．ERからの

コールは，外傷は形成に，中毒疹・蜂窩織炎・帯状疱疹などは当科担当となっている．以降，このカンファレンスでは，私だけでなく皮膚科の研修医・専攻医も形成の知識を深めている．当科としては腫瘍の切除後の再建コンサルト，形成では診断に迷う症例の相談もこの場で検討されており，両科にとって有意義な連携となっている．

自宅から当院までの距離は約1 km で基本的には徒歩通勤である．当院周囲は田に囲まれ，出勤時には西方向に歩行し中央アルプス(経ヶ岳，将棊頭山)，帰宅時は東方向となり南アルプス(鋸岳，東駒ヶ岳，仙丈ヶ岳，間ノ岳)を眼前にしている．寒さの厳しい地域ではあるが，田畑・山々の四季の移ろいを目にすることが，翌日への活力となっていることも書き添えておく．

今後の目標

2024年新型コロナ肺炎患者の診療に対して支払われた補助金が打ち切られ，様々な総合病院が赤字決算と聞いた．当院も例外ではなく2023年度は1000百万弱の赤字決算であった．当科も当院の1部門であり赤字の解消に向けた努力が必要であることは論を俟たない．現在の医療費は年々増加

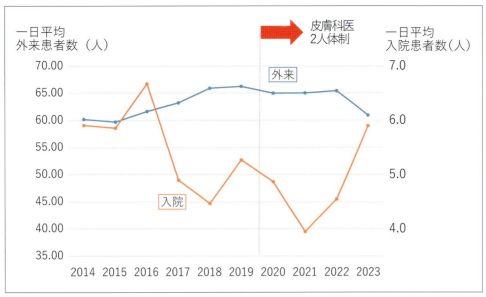

図 3. 過去 10 年間の当科外来・入院患者数

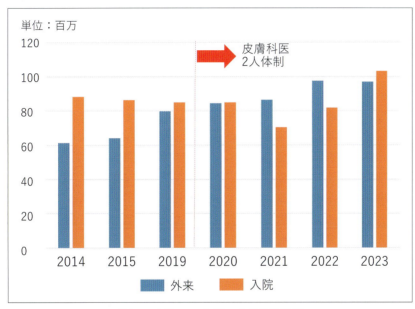

図 4. 当科の 10 年間の皮膚科稼働額
（2016～2018 年は他科と合算のため除く）

し，診療報酬の劇的な上昇は期待すべくもない．さらに財政が悪化した場合には，保険適用薬のスイッチOTCが進む，すなわちスイッチOTC化できる薬剤は保険適用から除外される事態が予想される．この場合，現在の白癬・湿疹患者を中心とした初・再診料＋処方箋料が中心の皮膚科診療は維持できるか疑問視する意見も多く[4]，当科では皮膚悪性腫瘍・膠原病・アレルギーなどの多彩な分野の診療を実践している．

当科患者数のデータ（図3）からは入院患者数は増減が激しく，コロナ禍以降1人/日以上の減少をきたしたが，幸い2021年以降持ち直している．外来患者数は未だに減少したままである．当科の稼働額（図4）をみると外来は徐々に増加しているが，入院稼働額は2019年以降減少し，2022年から増加傾向となっている．医師1人の目標稼働額

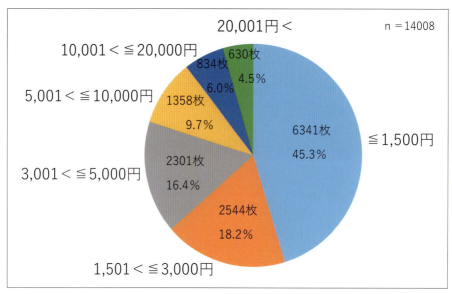

図 5. 2023 年 7 月〜2024 年 6 月皮膚科外来レセプト単価別患者数・割合

は100〜150百万と聞く．皮膚科2名体制になったが，稼働額はそれほど伸びていない．皮膚科医が増員されても，地域の人口減少があり，現行の診療報酬制度，美容などの自費診療を行っていない点などから劇的な売上増は困難である．コロナ禍で患者減が追い打ちをかけた点も見逃せない．外来の患者数は減少傾向だが徐々に稼働額を伸ばしており，生物学的製剤使用例増加の影響とみている．当科の外来レセプト単科の分布(図5)をみると1,500円未満が45.3％を占める．外来稼働額を増やすには外来診療単価の上昇が必須であり，この群をいかに減少させるかである．この群を開業皮膚科医に紹介したいところだが，そもそも開業皮膚科医も地域に少ない．患者のかかりつけ医(非皮膚科医が大半：高齢者であれば内科，小児であれば小児科)に処方依頼目的で紹介している．当院複数科受診患者では当科の再診料算定が困難な症例がおり，主科に投薬を依頼し始めている．

表2では当科の稼働額，患者数の割合を示す．全外来患者のうち，当科外来患者数は6〜8％を占めているが稼働額は2％強である．急性期病院としては入院患者数が重要であるが，入院患者における当科の占める割合は稼働額では1％強，患者数では2％弱である．また入院患者は入院患者数・稼働額とも低く，前述の状況から急激な入院患者増は望めない．幸い，当院幹部から「皮膚科は赤字部門であり稼働額を増やすこと」との指令はない．水元は「皮膚科の外来収入は病院全体の1〜2.5％を占めるところが大多数で，外来患者数はどこの病院でも1,2を争うほど多い．ひとえに皮膚科診療単価が極端に低く抑えられていることによる．このままでは，皮膚科は『あれば便利な科』として埋没しかねない．我々皮膚科医は一層努力して皮膚科の診療収入を病院全体のせめて5％まで押し上げたいものである」と述べている[5]．これを実現するためには当科の入院患者を現状の倍以上に増やす必要があり，入院適応疾患をより拡大しなくてはならず，難題である．

臼田[6]は外来稼働額増のためには，指導料等の算定権利を放棄しない，処方期間は長くても1か月を推奨している．前者の徹底目的で，当科の外来レセプトは皮膚科医がすべてチェックし算定漏れがある場合は，電子カルテに「次，皮特定Ⅰ算定を」等と記載し次回の受診に備えている．後者は当地方のような皮膚科医低密度地域において現実的に困難と考える．指導料算定患者も含め症状の安定している患者を月一度の受診とすれば，1日外来患者数の増加・外来診察時間の延長，その結果入院・手術などに手が回らなくなることが予想され，外来・入院バランスよく診療するためには，

表 2. 当院における外来・入院患者に占める皮膚科の割合
（2016〜2018 年は他科と合算のため除く）

		2014	2015	2019	2020	2021	2022	2023
外来	外来総稼動額	2,789,282,326	2,844,098,075	3,479,985,555	3,483,735,233	3,832,338,747	4,056,514,994	4,202,848,754
	皮膚科稼動額	61,411,093	64,158,068	79,840,540	84,622,402	86,607,236	97,649,650	97,057,949
	皮膚科の割合	2.20%	2.26%	2.29%	2.43%	2.26%	2.41%	2.31%
	外来総患者数	219,325	211,960	215,192	192,152	195,161	199,798	205,609
	皮膚科患者数	14,748	14,452	15,965	15,794	15,738	15,899	14,809
	皮膚科の割合	6.72%	6.81%	7.42%	8.22%	8.06%	7.95%	7.20%
入院	入院総稼動額	7,781,864,825	7,637,825,817	7,933,900,663	6,992,921,810	7,612,896,160	8,231,276,379	8,523,998,863
	皮膚科稼動額	88,431,415	86,476,997	85,082,160	85,094,043	70,475,507	81,936,304	103,354,280
	皮膚科の割合	1.14%	1.13%	1.07%	1.21%	0.94%	1.00%	1.22%
	入院総患者数	118,460	115,497	113,329	92,768	102,416	111,866	113,736
	皮膚科患者数	2,156	2,145	1,940	1,777	1,441	1,661	2,159
	皮膚科の割合	1.82%	1.86%	1.71%	1.91%	1.42%	1.50%	1.91%

入院患者数は延べ数

皮膚科医 2 人体制

表 3. 日臨皮 勤務医委員会施設における令和 4 年度入院上位 5 疾患
（大学病院，国立長寿医療研究センターを除く 12 施設）

DPC コード	080010xxxxx0xxx	080006	080007xx010xxx	080020xxxxxxxx	080110xxxxx0xx
和 名	膿皮症 手術・処置なし	皮膚悪性腫瘍 黒色腫以外 摘出術等	皮膚良性新生物 摘出術	帯状疱疹	母斑，母斑症 手術なし
12 施設合計	319	237	177	167	137
12 施設平均	26.6	19.8	14.8	13.9	11.4
当院実績	29	13	0	14	0

公開指標はコード別に 10 例を超える場合は症例数が公開され，これらを合計している．また皮膚悪性腫瘍は 080006 が共通しているコードをひとまとめとした．勤務医委員会施設：君津中央，けいゆう，市立東大阪医療センター，都立墨東，市立釧路総合，今村総合，高松日赤，虎ノ門，済生会川口総合，国立病院機構埼玉，都立広尾，当院（「病院」は略，順不同）

（各施設 HP 公開 DPC 指標　令和 4 年分より）

3 か月処方はやむを得ないと考えている．

　DPC 算定医療機関には，ホームページにおける公開指標があり疾患コード別の入院数上位 5 疾患を公開している．10 例以上の入院がある疾患は症例数が公開されている（**表 3**）．これを見ると当院では「皮膚良性新生物」の切除入院がほとんどないことが判明した．当科では抗凝固剤内服を中断せず各種腫瘍の切除を行うことが多い．今までは全麻・植皮・皮弁術が必要となる症例のみ入院としていたが，入院患者増という目標もあり，今後は外来治療であった出血リスクの高い抗凝固剤内服下での腫瘍切除，大型の良性腫瘍，感染が危惧される症例などは入院とすべきだろう．また「母斑・母斑症，手術なし」は，当院では形成が加療しており，今後もこの傾向は継続する見込みである．近年皮膚科・形成だけでなく他科からの美容医療（美容）参入が増えているとの話を聞き，当地方でも例外ではない．当院では形成が美容を実施しているため，当科ではほぼ実施せず，必要な患者は形成に紹介する方針としている．

　現在 60 歳を超え，加齢による体力・知力の低下を自覚している．正直な話，最近は年のせいか夜間 ER からの呼び出しがあると，「呼び出しなし・携帯電話をもたなくてもよい生活」に憧れてしまう自分がいる．当院の定年は 65 歳であり定年後も役職定年となり再雇用され勤務を続けるか迷ってい

る．私の定年時までに皮膚科医不足が解消される
ことはないだろう．近年，勤務医が定年を迎えて
も後任が決まらず「辞職できない」問題があると聞
く．そのためにも皮膚科入局者を増やすことが喫
緊の課題である．

日臨皮勤務医委員会の活動を通じて，勤務医を
経験せずに大学病院勤務からいきなり開業する皮
膚科医がかなりの数に上るとの話を耳にした．私
の知り得る範囲でも同様の事例は何件か聞き及
ぶ．私は勤務医の魅力は，開業医での加療困難な
重症・難治症例の診断と自己の裁量による加療，
他科との連係診療と考える．責任は生じるが，自
己の裁量の幅がかなり広いため様々な症例を経験
し臨床能力の上昇に貢献するだろう．他科との連
携も前述の当科と形成の関係の如く，敷居が低く
迅速に対応していただくことが可能である点も利
点である．年齢的な制限もあり開業を急ぐ皮膚科
医もあろうが，今一度皮膚科医としての臨床能力
を向上させる勤務医の魅力を再考してもよいので
はないだろうか．

振り返って

Minor trouble は幾多あったが幸い裁判には至
らなかった．また，受診患者に様々なことを教え
ていただき，自分を取り巻いたかつての信大皮膚
科の上司・同僚，当院上層部・同僚，専攻医・研
修医，看護師を含む他職種，病院事務職員，家族の
理解があったからこそ現在まで勤務医を継続でき
た．私の経験から1人医長として，どんな症例でも
自分で加療すべき，と考えないことが重要と考え
ている．皮膚科医個々の知識・技量に差があるが，
限界を知ることが重要であり，対応困難な場合は
高次の医療機関に早期に紹介すべきである．当科
では，当院で加療困難と考えられた症例は大学病
院紹介し，拒否されることなく引き受けていただ
いたことは大変ありがたかった．1人で加療でき
るかできないかの線引きは，当然1人医長・子育
て中などの皮膚科医を取り巻く環境で異なるのは
当然である．個々の皮膚科医の置かれた状況で

皮膚科勤務医として，その医療機関・地域に貢献
できることが必ずあり，継続することで新たな
「学び」につながると信じている．

限界の線引きは各皮膚科医に任されており，と
もすれば腫瘍の切除は形成，膠原病はリウマチ膠
原病科，病理組織診断は病理診断科に丸投げしか
ねない[7]．皮膚科でも加療可能な領域を他科に譲
れば，皮膚科専門領域を狭め自らの首を絞めるこ
とになる．病院勤務皮膚科医は少しずつでもこの
線を広げる（診療可能範囲の拡大）べきである．前
述の如く，皮膚科入院稼働額の低さから，1人医
長では入院患者を持たず実質外来診療のみでも非
難されることはないだろう．皮膚科で入院診療を
行わなければ皮膚科医の存在価値は低下する．他
科医師に「皮膚科だからしょうがない，うちで診
るか」と言わせない，コメディカルから後ろ指を
指されない姿勢で診療に取り組んできたつもりで
ある．ここまで書くと偉そうだが，残念ながら不
幸な転帰となった症例も複数経験した[8]．諏訪日
赤・当院勤務中辞職を考えたことは数え切れな
い．その都度，地域の皮膚科診療を担う・家族を
養う責任と開業に不向きな性格と考え，乗り越え
現在まで続け61歳になった．かつては開業を考え
ていたが，勤務医として難治患者の病態把握・診
断・治療を突き詰めていくことが自分のスキル
アップにつながると考えたことが大きい．

昭和生まれである私の亡き母が，私の幼少時，
何度も「悪いことはしちゃだめだ．正しいことを
しなさい．お天道様が見てるでな」と口を酸っぱ
くして諭すように話してくれた．さしずめ，奥山
教授率いる信大皮膚科医局がお天道様で，私の20
年にわたる孤軍奮闘を見守り，現在につながって
いると信じている．

本稿の依頼と同時期に日本臨床皮膚科医会・勤
務医委員会より，2024年宇都宮開催の第40回日
臨皮臨床学術大会・勤務医セッションで，「私が伊
那中央病院で勤務する理由」を元にした寄稿依
頼[9]があった．本稿で記載しきれなかった内容も
含めそちらも参照していただければ幸いである．

謝　辞

稿を終えるにあたり，伊那中央病院に勤務する全医師，日臨皮勤務医委員会全委員，信州大学医学部皮膚科の先生方に深謝します．

参考文献

1) 令和6年度第1回医道審議会　医師分科会　医師専門部研修部会：資料2（日本専門医機構）2025年度プログラム募集シーリング数（案）より，令和6年7月19日．
2) E-Stat 政府統計名：人口推計，提供統計名：人口推計，提供分類1：各年10月1日現在人口，提供周期：年次，調査年月2023年，表番号：都道府県　5　統計表　都道府県，男女別人口―総人口，日本人人口（各年10月1日現在）．
3) 日本皮膚科学会：令和5年度事業報告および決算書について．日皮会誌，**134**：2339-2346，2024．
4) 宮地良樹ほか：病院皮膚科が生き残るために．皮膚病診療，**30**：331-341，2008．
5) 水元俊裕：病院内で皮膚科が生き残るために．皮膚診療，**26**：1097-1102，2004．
6) 臼田俊和：EL46-2　医療経済・保険請求の知識　基幹病院皮膚科の病院経営．日皮会誌，**120**：3053-3054，2010．
7) 竹原和彦ほか：特別番組　皮膚科専門医の危機マルホ　皮膚科セミナー　内容集．146，2000年1月2日．
8) 福沢正男ほか：重症肺炎で死亡した薬剤性過敏症症候群の1例．J Environ Dermatol Cutan Allergol，**6**：95-105，2012．
9) 福澤正男：私が伊那中央病院で勤務を続けている理由．日臨皮誌，**42**：2025．〔in press〕

ゼロからはじめる Non-Surgical 美容医療

新刊

著 宮田 成章　みやた形成外科・皮ふクリニック 院長

2024年11月発行　B5判　164頁　オールカラー　定価5,940円（本体5,400円＋税）

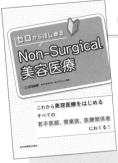

「Non-Surgical美容医療って気になるけど、どこからはじめたらいいの？」そんなあなたへ

美容医療の世界に足を踏み入れる時の心構えから、<u>機器の理論・施術のコツ</u>までを網羅！
<u>レーザーをはじめとした各種治療機器</u>や、<u>ヒアルロン酸製剤などの注入による治療</u>を、症例を交えながら解説しています。理解が難しい<u>機器のメカニズム</u>などは豊富な図でわかりやすく説明しました。
美容医療業界への参入を考えている方はもちろん、自費診療に興味のある方、すでに治療機器を導入していて新しい治療の導入を検討している方にも、ぜひ手に取っていただきたい1冊です。

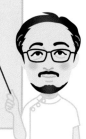

主な目次

＜総論＞美容皮膚診療とは
- 美容皮膚診療の心得
- 美容皮膚科を始める前の基礎知識

＜総論＞さあ美容皮膚診療をやってみよう
- どのような美容皮膚診療を目指すのか？
- 機器による治療
- 注入による治療
- その他の治療
- 治療概論
(1) シミの診療：老人性色素斑／光線性花弁状色素斑／雀卵斑／脂漏性角化症／扁平母斑／肝斑／黒皮症／炎症後色素沈着（PIH）／太田母斑／後天性真皮メラノサイトーシス（ADM）
(2) 治療方法

＜各論＞

各種機器の特徴と用途
- 炭酸ガス（CO_2）レーザー
- フラクショナル炭酸ガスレーザー
- Er:YAGレーザー（フラクショナルを含む）
- アレキサンドライトレーザー／ルビーレーザー
- Nd:YAGレーザー
- ピコ秒レーザー
- 近赤外線レーザー（フラクショナルを含む 1320, 1450, 1540, 1927 nm）
- その他の機器（光治療（IPL）／単極型高周波（ジュール熱方式）／単極型高周波（Radiative、誘電加熱方式）／ニードルRF／高密度焦点式超音波（HIFU）／同期平行型超音波（SUPERB™））

注入治療
- ボツリヌス菌毒素製剤
- ヒアルロン酸製剤
- 薬剤の経皮導入

治療法の選択と pitfall：疾患ごとに考える
- シミ（メラニン色素性疾患）
- シワ・タルミ

詳しくはこちら！

全日本病院出版会　〒113-0033 東京都文京区本郷3-16-4　Tel:03-5689-5989
www.zenniti.com　Fax:03-5689-8030

◆特集/保存版！皮膚科1人医長マニュアル

1人医長からの皮膚科専門医

真柄徹也*

Key words：いなべ総合病院(inabe general hospital)，局所皮弁(local flap)，皮膚科専門医(board-certified dermatologist)，ツツガムシ病(Orientia tsutsugamushi)

Abstract 三重北医療センター いなべ総合病院は三重県最北端に位置する急性期中核病院で，病床数は220床(急性期病床と地域包括ケア病棟を含む)で標榜診療科は22の診療科がある．1人医長は，準備や診療の効率化，周囲との連携の構築など，苦労することも多いが，非常に多くの経験を積むことができ，皮膚科医として成長できる貴重な機会である．本稿では，1人医長としての診療の実際，皮膚科専門医を取得するまでについて，経験した症例を供覧しながら紹介する．

はじめに

三重北医療センター いなべ総合病院は三重県最北端に位置する急性期中核病院で，病床数は220床(急性期病床と地域包括ケア病棟を含む)で標榜診療科は22の診療科があり，訪問看護も併設されている(図1)．北には養老山，西には鈴鹿セブンマウンテンが聳え，目の前には阿下喜温泉が湧き，豊かな自然に囲まれた環境ならではの疾患も多い．当地域は御高齢の患者が多く，遠方の病院に通院することが困難であるため，当院で可能な限り完結できるように努めている．当院へ赴任後に，皮膚科専門医を取得し，2024年9月現在，いなべ市(人口約42,000人)で唯一の常勤皮膚科専門医となった．1人医長として，日々の診療のなかで心掛けていることを含めて紹介する．主観的な内容となっているが，今後1人赴任され，皮膚科専門医取得を目指す先生方に少しでも参考になればと思う．

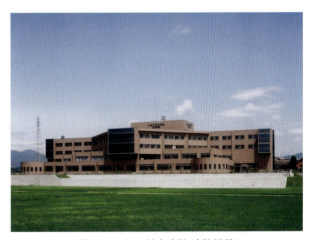

図 1．いなべ総合病院 病院風景

1人医長としての診療の実際

1人医長の場合，業務の優先順位を決定し，効率的に遂行することが求められる．以下に外来診療，入院診療，手術に分け，具体的な取り組みを示す．

---

* Tetsuya MAGARA，〒511-0428 いなべ市北勢町阿下喜771 三重北医療センター いなべ総合病院皮膚科/名古屋市立大学医学部，臨床准教授

1．外来診療

　当院では診察室は2部屋使用し，看護師3人体制で外来診療を行っている．赴任当初は看護師2人体制であったが，皮膚科は創部処置や鶏眼・胼胝処置などの機会が多く，どうしても人手が必要となるため，看護部と交渉し，3人体制に増員してもらった結果，かなり効率的になった．診察室1で診療中に，もう1室で処置が必要な患者の創部を診察しやすいように準備をしてもらっている．また，スムーズに進めるため，患者来院前の予習の際に症状が改善していない場合の次の一手を想定しておくことを心掛けている．詳細な問診が必要なケースでは，外来の最後の時間に来ていただくと，ゆっくりとお話を伺うことができる．診察室ではなかなか十分な時間がとれないこともあるため，例えば術後の患者には自宅での処置方法について記載した用紙をお渡しし，看護師から説明をしてもらっている．2024年4月より，生物学的製剤使用承認施設(2024年3月までは一時，承認取消施設)となり，既存治療で効果の乏しい重症例に対して，生物学的製剤を用いた治療を行っている．2024年9月現在，尋常性乾癬，乾癬性関節炎，化膿性汗腺炎，アトピー性皮膚炎，結節性痒疹，特発性慢性蕁麻疹に対して計60例以上に治療を実施している．

2．入院診療

　赴任後，入院患者数は平均2.7人/日(2022年度)→3.7人/日(2023年度)→4.8人/日(2024年度8月まで)と徐々に増加傾向にある．周囲の病院，クリニック，施設に当院が皮膚科常勤施設となったことが周知され，ありがたいことに当院への紹介も多くなった．疾患構成としては，丹毒や蜂窩織炎などの細菌感染症，帯状疱疹，自己免疫性水疱症，薬疹，褥瘡，良性腫瘍や悪性腫瘍(手術治療)が多い．重症な褥瘡については，治療にかなりの時間を要するが，退院後の生活を考慮し，ポケット切開や局所陰圧療法を用いてできる限り良い状態まで改善してから退院していただいている．褥瘡に関しては，各病棟で毎週1回臨床写真を撮影し，褥瘡回診は月に2回，WOCナースと各病棟の褥瘡委員とともに行っている．基本的には外来前に回診に行き，必要な追加検査があればオーダーし，外来診療を開始する．早急な対応が必要な場合もあるため，検査結果を外来中に確認するようにしている．

3．手　術

　名古屋市立大学皮膚科より週1回，および名古屋市立大学形成外科より月2回，代務に来ていただき，可能な限り当院で手術を完結できるようにしている．粉瘤などの小手術は自身のみで行うが，頭部の手術や大きな脂肪腫の切除，植皮や皮弁術などの手術にはサポートかつ御指導いただき，自身の大きな財産となっている．粉瘤などの日帰り手術も，外来の場では手術は行わず，病院全体の手術件数増加に貢献できるということもあるが，リスクマネジメントの観点からすべて手術室で行うようにしている．以下に当院での手術件数および皮弁を用いた実際の手術写真の一部を示す．

- **手術件数**：2022年度→2023年度→2024年度8月まで

　皮膚悪性腫瘍切除術：20件→20件→17件
　皮膚，皮下腫瘍摘出術：120件→125件→56件
　全層・分層植皮術：8件→7件→3件
　皮弁作成術，移動術，切断術，遷延皮弁術：3件→7件→2件

- **手術写真**
　＜症例1＞鼻根部基底細胞癌　進展皮弁(**図2**)
　＜症例2＞右鼻翼部基底細胞癌　横転皮弁(**図3**)

周囲との連携

　当院はかつて皮膚科常勤施設であったが，一時期は非常勤施設となっていたため，再度，入院可能な施設として周知するのに時間を要した．紹介元の医療機関としても，どうしても顔見知りでない医師へ紹介することは憚られてしまう．そのような状況のなか，地域の皮膚科医と交流を深める機会として，「三重皮膚科勉強会IN北勢」と称される会が年2回開催されており，その会に参加し，地域の先生方と交流を図ることで少しずつ当院へ

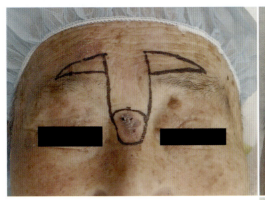
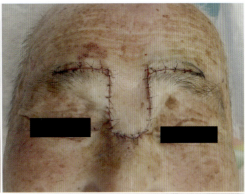
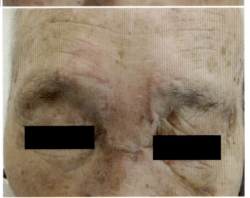

図 2.
症例1：鼻根部基底細胞癌 進展皮弁
　a：手術前
　b：縫合
　c：術後2週間

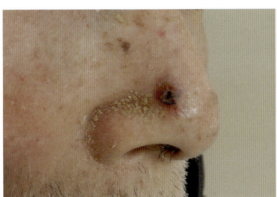
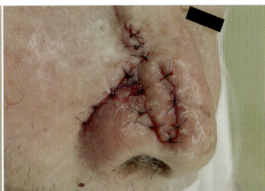
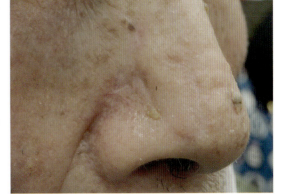

図 3.
症例2：右鼻翼部基底細胞癌 横転皮弁
　a：手術前
　b：縫合
　c：術後6か月

の患者紹介が増えてきたと感じている.

また,院内においても他科との連携は非常に重要であるが,幸いなことに,当院は診療科同士の垣根は低く,他科の先生方にも多くサポートしていただけるので非常に助かっている.

いなべ市のラジオ局(いなベエフエム)に「いなべ総合病院の家庭の医学」というコーナーがある.赴任した当初より,帯状疱疹とは気づかず,かなり広がった状態で受診される患者が多い印象を受けたため,地域活動の一環として,この場を借りて帯状疱疹とそのワクチンについて紹介をした.今後はいなべ市民を対象にした皮膚癌に関する啓発活動として,市民公開講座の開催も検討しているが,まだ実現には至っていない.

皮膚科専門医取得に向けて

皮膚科専門医取得までに要する学会発表数および論文数は,他科の専門医受験資格と比較するとかなり高いハードルである.しかしながら,振り返ってみると,学会発表や論文作成を通して得られるノウハウは非常に大きなものであったと実感している.私の場合,大学病院勤務時代に恵まれた指導医の下で,これらの要件を満たすことができたが,市中病院に赴任後はなかなか適切な症例に巡り合わないこともあるため,大学病院などの基幹病院での勤務中に,可能な範囲で進めておくことをお勧めする.

1.日々の診療

当然,日々の診療などに追われ,医学生の頃のように試験対策に十分な時間を確保することが難しい.そのため,日々の診療を通じて可能な範囲で知識を少しずつ得ていくことが重要である.近年では,診療に即した設問が増えてきている印象があり,疑問点を解決しながら勉強していくことで,効果的な対策ができる.解決方法としては,当院が契約している「Up To Date」で調べることが多く,「最新皮膚科学大系(総編集:玉置邦彦/中山書店)」,「Fitzpatrick's Dermatology(著者:Kang S, et al /MCGRAW-HILL EDUCATION)」

や「ROOK's Textbook of Dermatology(著者:Griffiths C, et al/WILEY-BLACKWELL)」といった著書も参考にしている.

皮膚生検や手術検体の病理標本は自分でも確認し,臨床と照らし合わせながら教科書も確認する.私自身は「皮膚病理組織診断学入門改訂第3版(著者:斎田俊明/南江堂)」や「皮膚病理診断リファレンス(著者:安齋眞一/医学書院)」を使用しており,洋書であれば「Lever's Dermatopathology Histopathology of the Skin(編,著者:Elder DE/WOLTERS KLUWER)」を参考にしている.また,医学教育系 YouTuber としてご活躍されている山本明美先生の病理学講義も拝聴している.

2.試験対策

やはり最も重要なのは過去問である.過去の出題委員の先生方が皮膚科専門医に必要であると考えて作成した設問であるため,要点が凝縮されている.過去問は皮膚科学会の会員ホームページよりダウンロードでき,私は過去10年分まで勉強した.単に解答を覚えるのではなく,その周辺の知識を身に着けることを心掛けた.時間に余裕があれば,ガイドライン,研修講習会テキスト,セミナリウム,マルホ皮膚科セミナー,皮膚科ポータルサイト「Dermatology Today」内の専門医試験対策クイズなどでも対策できるとよいだろう.

3.学会参加

1人赴任であることは,耳学問が少なく,新たな知識を増やす観点からはどうしても不利である.大学病院勤務時には,病棟回診や臨床・病理カンファレンスで,指導医の先生方が話された内容や難治性疾患に対するアプローチ・解決方法が非常に有益であり,それらが自分の糧となっている.少しでも補うために,学会や講演会に積極的に参加し,日本皮膚科学会総会の e-learning を利用して最新の知識を取り入れるよう心掛けている.また,実践的なスキルの習得も不可欠であるため,オンラインではなく,ハンズオンセミナーやワークショップなどへ現地参加をすることで得られる学びも多く,モチベーションも高まる.

実際に経験した教訓的症例

当院へ赴任後，約2年半の間に，様々な症例を経験させていただいたが，都会ではあまり巡り合うことがないであろう，山間部地域ならではのツツガムシ病の2例につき，症例を提示する．

<症例3>

【患者】60代，女性

【主訴】発熱，倦怠感，関節痛，嘔気，食思不振

【既往歴/併存症】高血圧，慢性蕁麻疹

【現病歴】X年11月，当院受診5日前より発熱および倦怠感が出現し，近医内科を受診した．対症薬を処方されるも，発熱は持続し，関節痛，食思不振，嘔気も出現してきたため，当院内科を受診した．

【初診時所見】意識清明，強い倦怠感あり，38.5℃，項部硬直なし，咽頭発赤なし，扁桃腫大なし，白苔なし，呼吸音 清，心音 整，腹部平坦・軟，圧痛なし，CVA叩打痛なし，関節に圧痛なし，四肢麻痺なし

【迅速検査】インフルエンザA(−)B(−)，COVID-19抗原定性(−)

【血液検査】WBC 2,900/μL（**好酸球0%**，桿状核球33%，分葉核球35%，単球7%，リンパ球23%，異型リンパ球0%），Hb 14.5 g/dL，**Plt 10.2万/μL**，Alb 3.7 g/dL，**AST 72 U/L，ALT 43 U/L，LDH 409 U/L，ALP 124 U/L，γGTP 48 U/L**，BUN 11.2 mg/dL，Cre 0.69 mg/dL，Na 140 mmol/L，CK 82 U/L，**CRP 1.98 mg/dL，フェリチン 625.6 ng/mL，sIL-2R 811 U/mL，プロカルシトニン 0.14 ng/mL**，PT(INR)1.21，FDP 3.7 μg/mL

【培養検査】血液培養2set(−)

【尿検査】尿蛋白1+，潜血2+，亜硝酸塩(−)，細菌(±)，RBC 50〜99/HPF，WBC 1〜4/HPF

【画像検査】胸部-骨盤部CT（単純＋造影）：明らかな熱源示唆する所見なし（右鼠径部リンパ節軽度腫脹）

【入院後経過】内科入院後，何らかのウイルス感染症を第一鑑別とし，細菌感染症の可能性も考慮して，CTRX 2 g/dayより治療開始した．入院4日目採血にてCRP 18.69 mg/dLに増高し，体幹四肢に皮疹を認めたため，当科紹介となった．診察時には，米粒大の淡い紅斑が体幹四肢に散在しており，各種採血データ結果を踏まえて，日本紅斑熱やツツガムシ病，重症熱性血小板減少症候群（severe fever with throwbocytopenia syndrome：SFTS）を鑑別に考えた（**図4-a〜c**）．保健所に連絡し，全血および皮膚生検検体（痂皮は確認できず，紅斑より採取）を提出した．同日採血にて，Plt 8.7万/μL，PT(INR)1.49，FDP 15.8 μg/mLと増悪しており，急性期DIC診断基準DICスコア計5点（≧4点）とDIC基準を満たしていた．検体採取後より，ミノサイクリン塩酸塩200 mg/day点滴投与を同日より開始した．検査提出の翌日に，保健所より連絡があり，全血より *Orientia Tsutsugamushi* 遺伝子PCR陽性（Kawasaki）で，日本紅斑熱およびSFTSウイルスは陰性との結果が得られた．紅斑生検部の病理組織学的所見では，液状変性と真皮浅層から中層にかけて小型リンパ球浸潤を伴う血管周囲性の浮腫がみられた（**図4-d**）．ミノサイクリン塩酸塩投与開始3日目には解熱し，倦怠感や嘔気症状も軽快傾向で，DICからも離脱し，臨床的に速やかに改善した．治療開始1週間後にはほぼ紅斑は消退していた（**図4-e, f**）．お話を伺うと，自宅周辺には自分の背丈ほどの草が生い茂っており，症状出現1週間ほど前に草刈りをしたとのことであった．ミノサイクリン塩酸塩を計14日間点滴投与し，経過良好で退院となったが，肝胆道系逸脱酵素の上昇は遷延し，X+1年，1月の採血にて初めて正常化した．なお，保険収載されているツツガムシ病の標準三型に対する抗体検査結果は，**Kato-IgM 320倍（>40倍）**，Kato-IgG 10倍，Karp-IgM 10倍，Karp-IgG 10倍，**Gilliam-IgM 320倍（>40倍）**，Gilliam-IgG 10倍であり，交差反応を認めていた．

【診断】ツツガムシ病（kawasaki）

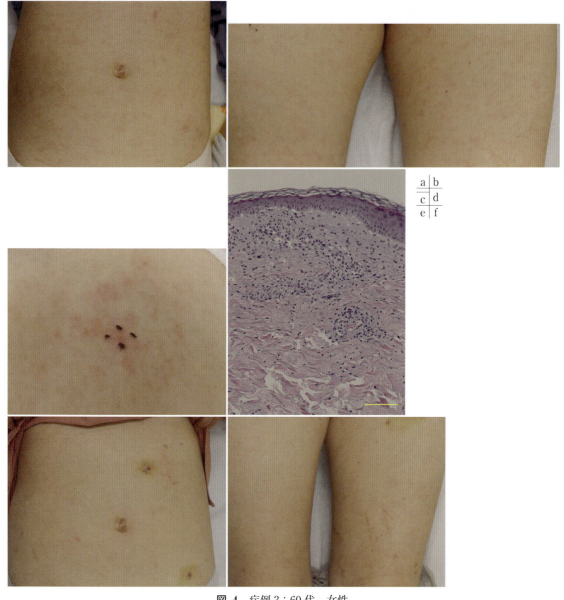

図 4. 症例 3：60 代，女性
a：腹部　　　　　　b：大腿
c：生検部　　　　　d：病理組織学的所見，scale 100μm
e：腹部（1 週間後）　f：大腿部（1 週間後）

＜症例 4＞
【患者】50 代，男性
【主訴】発熱，頭痛，倦怠感，食思不振
【既往歴/併存症】特記事項なし
【現病歴】X 年 11 月中旬に，右胸部に虫刺され様の所見を自覚し，同時期より体調が優れなかった．37℃台の微熱が持続し，近医内科を受診した．インフルエンザおよび COVID-19 はともに陰性で，採血では軽度炎症反応上昇に留まり，経過観察となった．12 月に入り，38.5℃まで発熱し，体幹に皮疹も出現してきたため，当院皮膚科を受診した．

【初診時所見】意識清明，倦怠感軽度，38.0℃，項部硬直なし，咽頭発赤なし，扁桃腫大なし，白苔なし，呼吸音 清，心音 整，腹部平坦・軟，圧痛なし，CVA 叩打痛なし，四肢麻痺なし，右前胸

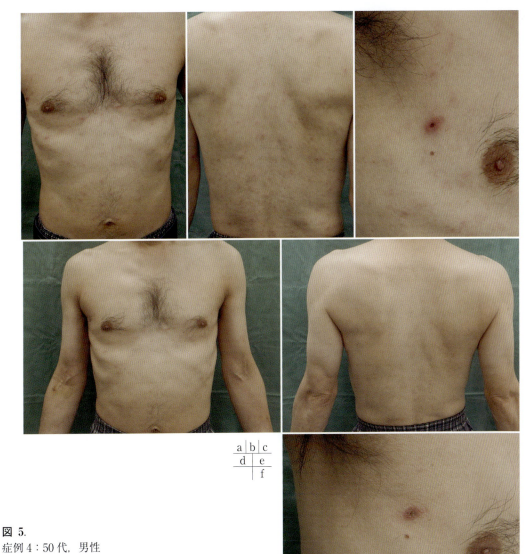

図 5.
症例 4：50代，男性
 a：躯幹腹側　　　b：躯幹背側　　　c：Eschar
 d：躯幹腹側(1週間後)　　e：躯幹背側(1週間後)
 f：Eschar(1週間後)

部に紅暈を伴う痂皮あり，小指頭大の淡い紅斑が一部癒合傾向を伴いながら，躯幹四肢に播種状に散在していた(図5-a〜c)．

【迅速検査】インフルエンザA(−)B(−)，COVID-19抗原定性(−)

【血液検査】WBC 9,900/μL(好酸球 0%，桿状核球 7%，分葉核球 72%，単球 8%，リンパ球 13%，異型リンパ球 0%)，Hb 15.1 g/dL, Plt 25.4万/μL，Alb 4.1 g/dL, AST 64 U/L, ALT 62 U/L, LDH 307 U/L, ALP 90 U/L, γGTP 73 U/L, BUN 15.1 mg/dL, Cre 0.95 mg/dL, Na 137 mmol/L, CK 64 U/L, CRP 4.61 mg/dL, PT(INR)0.93，フィブリノーゲン 574 mg/dL, D-dimer 2.4 μg/mL，プロカルシトニン 0.55 ng/mL

【培養検査】血液培養 2set(−)

【尿検査】尿蛋白 2+，潜血(−)，亜硝酸塩(−)，細菌(−)，RBC 5〜9/HPF, WBC 1〜4/HPF

【画像検査】頸部−骨盤部CT(単純)：明らかな熱源示唆する所見なし(右腋窩リンパ節腫脹のみ)

【入院後経過】症例3の経験から，重症化のリスクがあり，独居であることから，入院にて治療を

開始した．全血および右前胸部痂皮より検体を採取し，保健所に提出し，ミノサイクリン塩酸塩200 mg/day点滴投与を開始した．入院翌日，保健所から連絡があり，全血および痂皮より *Orientia Tsutsugamushi* 遺伝子PCR陽性(Kawasaki)であった．ミノサイクリン塩酸塩開始後2日目には解熱が得られ，1週間後に痂皮部は落屑を伴いながら紅暈の色調は淡くなり，躯幹四肢の紅斑は消退していた(**図5-d〜f**)．治療開始1週間後の採血にて，AST 24 U/mL，ALT 47 U/mLと肝逸脱酵素は正常化し，CPRも0.14 mg/dLと陰性化した．頭痛は約1週間持続していたものの，軽快傾向にはあり，ミノサイクリン塩酸塩200 mg/day内服に変更したうえで退院となった．Kato，Karp，Gilliamに対するIgMおよびIgGはいずれも10倍未満であり，交差反応を示さなかった(ペア血清は未確認)．

【診断】ツツガムシ病(kawasaki)

【考察】ツツガムシ病は病原体リケッチアである *Orientia Tsutsugamushi* を保有するツツガムシの幼虫に吸着されることで感染する4類感染症である．北海道を除く全国で感染は確認されており，関東以北ではフトゲツツガムシ，関東以西ではタテツツガムシであることが多いとされている[1]．実際に2015年から2023年7月末までに北勢地区(いなべ市，四日市市，鈴鹿市等含む三重県北部地域)でツツガムシ病と診断されたのは計13例で，そのうち12例の血清型がKawasaki，1例の血清型がKurokiであり，いずれもタテツツガムシが媒介であった．フトゲツツガムシによるKarp，Gilliumは近年，当地区での発生報告はない．

ツツガムシ病に特徴的な刺し口(Eschar)は被覆部に多く，約半数の症例で所属リンパ節が腫脹するとされ[1]，症例4では右前胸部に刺し口があり，右腋窩リンパ節が腫脹していた．症例3では，倦怠感がかなり強く，会話もままならない程度であったこともあり，詳細な問診や刺し口をくまなく探すことが憚られたが，右鼠径部リンパ節腫脹を認めたことから，その周囲に絞ってでも診察すべきであった．遺伝子検出効率が高い順に，刺し口痂皮＞紅斑部生検≧急性期血液とされ，痂皮や皮膚検体は乾燥しない程度に生理食塩水で湿らせたガーゼと同封して提出する．なお，血液検体は抗菌薬投与前が望ましいが，痂皮からは抗菌薬投与後でも検出できることが多い[2]．

採血検査では，好酸球消失，異型リンパ球出現，血小板減少，肝逸脱酵素上昇，CRP上昇，低Na血症，尿蛋白・潜血陽性などが生じるとされ[3]，本2症例でも同様な傾向であったが，症例4では感染成立後，1か月程かけてindolentな経過であったのに対し，症例3では比較的急な経過でDICも併発しており，同じツツガムシ病(kawasaki)でも臨床像にかなり差があった．このような経過の違いについては，理由は明確ではないが，ツツガムシ病は治療が遅れると死に至る可能性が十分にある疾患であると痛感した．治療効果が高い疾患でもあるため，可能な限り早期に診断できるよう，発熱および皮疹を生じた症例ではリケッチア感染症を念頭に置く必要がある．

おわりに

1人医長として赴任当初，準備や診療の効率化，周囲との連携の構築などに苦労することも多いが，非常に多くの経験を積むことができ，皮膚科医として成長できる貴重な機会でもある．モチベーションを維持することが重要で，「これくらいで良いかな」と線引きをしたくなる瞬間もあるが，少しずつでも自分でできることを増やしていくことで，そこに喜びを覚えると，日々の診療が楽しくなる．皮膚科専門医はあくまでスタート地点であることを肝に銘じ，今後も日々精進していきたい．

参考文献

1) 夏秋　優ほか：ダニ媒介性感染症．日皮会誌，**129**：2493-2501，2019．
2) 国立感染症研究所：リケッチア感染症診断マニュアル．令和元年6月版．
3) 岩崎博道：我が国におけるダニ媒介感染症の現況．環境感染誌，**38**：86-89，2023．

◆特集／保存版！皮膚科1人医長マニュアル

外来と入院診療のバランス

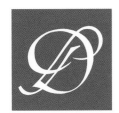

古橋卓也*

Key words：1人医長(solo chief physician)，1人赴任，入院収益，相対的入院，入院適応コントロール

Abstract 明日はわが身の「1人医長」，この状況に対して少しも不安を抱かない人はいないと思うが，1人になると嫌でも収益という数字が，あたかも皮膚科医としての通知表のように目の前に突きつけられる．病院・地域に必要とされ，やりがいを持って働くためには，ある程度の数字を出しておくのが必要条件だろう．2年間のデータから読み取れることは，全体の収益が，外来より入院収益に大きく影響を受けるということだが，しかし無計画に入院数を増やせば，自分の限界が訪れつぶれてしまうジレンマを含んでいる．では，その解決策はなんだろうか．私はそれを「相対的な入院適応」という概念で考えてみようと思う．絶対に入院治療が必要な患者を理解し，そうではないが入院で治療してもよいという患者群を，状況に合わせていかにコントロールするかがポイントだと考えている．「やりがい」と「つぶれない」を両立するために，少しでもお役に立てれば幸いである．

はじめに

突然上司から「今度〇〇病院で1人医長お願いします．」と言われたらあなたはどう思うでしょう．一部の人を除き，多くの人は「大丈夫かな．」と大なり小なり不安を抱くのではないだろうか．

2016年頃に他雑誌で筆者が書いた「置かれた場所で咲くために」という文章の中で，事前に置かれる場所を想定し，いかに咲くための準備をするかが大切としたが，数年経った今でもその考えは変わらない．医者になれば誰しもが1人赴任する可能性はあり，聞けば教えてくれる優しい上司がいつまでもいるとは限らない．医者は誰しも独立事業主であると恩師に言われた言葉が，今ではよく理解できる．もう既に1人置かれてしまった人も，まだこれからの人も，今回の1人医長マニュアルをきっかけによい方向にスイッチが入ることを願う．そして，その一見厳しい環境を自分の成長のためにプラスに変えられるようにと願う．そこまででなくとも，直面している先生の不安が少しでも軽減されることを願っている．

入院適応をコントロールするスキル

本稿では「外来と入院のバランス」にフォーカスしてお話する．このテーマにおける最大のポイントは，「入院させるかどうかを，自分でコントロールできるスキルを身につける」ことである．指導医によっては，入院適応を患者ごとに変えてはいけないと指導する場合もあるかもしれないが，これは初期の研修の段階や，大人数の医者のいる環境において優先されることである．1人医長がつぶれないことを最優先にするためには，状況によって柔軟に対応したほうがよい．経験上，疾患によって多少の違いはあるが，入院患者数が増えるほど，その入院患者が高齢になるほど，主治医として必要となる絶対的時間が増加する．患者家族の希望のままにすべてを入院させていては，必ず限界が訪れる．例えば，重症下肢虚血の患者を

---

* Takuya FURUHASHI, 〒486-8510 春日井市鷹来町1-1-1 春日井市民病院皮膚科, 主任部長

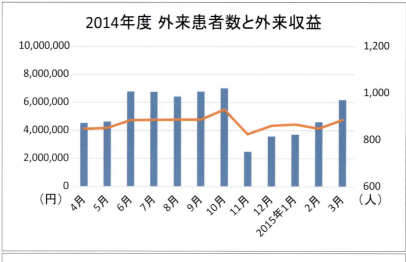

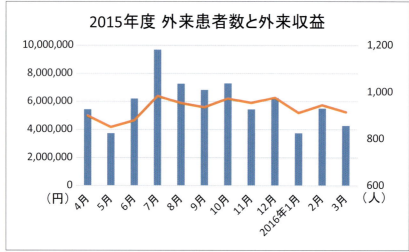

図 1. 外来患者数と外来収益
患者数と収益はある程度相関しているが, 患者数の変動に比べて, 収益の変動は少ない印象である.
折れ線グラフ：外来収益
棒グラフ：外来患者数

多数入院させていると, 休日夜間に何らかの緊急事態が生じる可能性が驚くほど増える. 他科の当直医がその場は緊急対応してくれたとしても, 家族説明, その後のフォローは主治医の仕事である. それらの負担はそのまま QOL に直結するのである.

加えて2つめのポイントは, 大学病院や近隣のより大きな病院へ紹介する症例のレベルをある程度決めておき, できることなら各々の先生と面識を持っておくことである. さらには迷ったときに相談できる関係でいられることが理想的である.

ではそうなってくると, できるだけ患者を入院させないようにという逃げ腰の姿勢になってしまいそうであるが, それでは自分の成長もなく, 地域や病院への貢献度も低くなってしまう. そして大きな問題点は診療報酬である. もちろん病院によって診療報酬が皮膚科の評価にどれほど影響するかは様々であろうが, 病院から必要とされやりがいを持つためには, ある程度の診療報酬は必要条件であると考える.

図1に示したグラフは, 私が1人赴任で勤務した2014～2015年度の外来患者数と外来収益であ

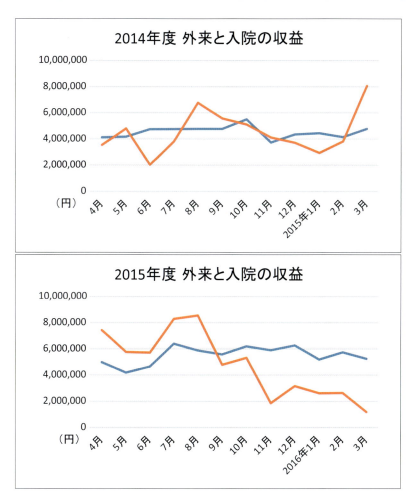

図 2. 外来と入院の収益
入院収益が月によりばらつきがあるのに対し，外来収益は変動が少なく安定している．
折れ線グラフ(青)：外来収益
折れ線グラフ(橙)：入院収益

る．解釈の方法は様々であろうが，例えば2015年7月のように1,200人/月に迫る勢いで患者を診たときと，800人/月程度で比較的余裕をもって診たときで，収益にそれほど大きな差がないように思える．外来で使う時間には限りがあるため，数が増えれば質が下がる．つまり，自然と単価が下がるだけである．

次に図2では外来と入院の収益のグラフを示すが，外来収益に大きなばらつきがないのに対し，入院収益では月ごとに大きなばらつきを認める．さて，これはどうしてだろうか．

図3では入院外来収益合計の折れ線グラフと，その月に入院した患者の実数の棒グラフを示すが，明らかに入院患者数が多い月ほど，合計収益が大きくなることがわかる．以上のデータから考えられることの1つは，1人赴任の皮膚科診療においては，昼食を抜くくらい外来診療に力を入れたとしても思ったほど数字は伸びず，入院患者を増やしたほうが圧倒的に数字を伸ばせるということである．さらに言えば，合併症リスクの低い，診療報酬の高い入院患者を効率よく入れることがカギとなる．したがって，「やりがい」と「つぶれない」を両立させる最大のポイントは，入院適応のコントロールなのである．

さて，それではどうすれば入院適応をコントロールするスキルが身につくのだろうか．

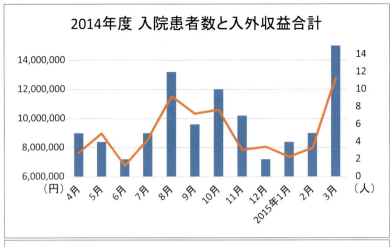

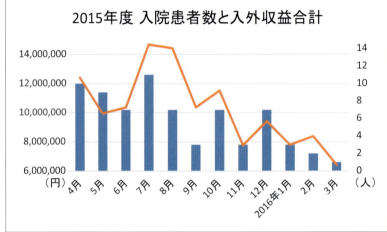

図 3. 入院患者数と入外収益合計
入院患者が多い程，合計収益が高くなる傾向が伺える．
折れ線グラフ：外来と入院収益の合計
棒グラフ：入院患者の実症例数（延べではなく，その月に何人入院したか）

絶対的入院適応と相対的入院適応

例えば，顔に水疱，びらんが出現した帯状疱疹の患者と，発熱，全身に紅斑，一部にびらん，口唇に血痂を認める重症薬疹の患者が目の前にいるとする．前者は内服治療で外来通院できる可能性があるが，入院して治療をする施設もあり，相対的入院適応と考えられる．しかし後者ではステロイドパルス点滴，血漿交換などが必要で，さらに症状が悪化していく可能性もあり，どう考えても通院での治療はほぼ不可能であり，絶対的入院適応と考えられる．つまり，まず大切なことは，絶対的入院適応の疾患とその重症度を理解しておくこと，そしてコントロールすべきは相対的入院で，その適応となる疾患について理解しておくことなのである．ここで先に具体例を挙げておけば，前述の帯状疱疹，蜂窩織炎，水疱性類天疱瘡，多形滲出性紅斑などは外来治療が可能な場合が多い疾患だろう．加えて相対的入院適応のなかには，皮膚科で入院させるのか，他の科に任せるのかという点も含まれる．ここからは，各疾患において入院適応を考えるときにポイントとなることをお話する．

足壊疽・潰瘍は理論武装

私が考える，皮膚科医が負担に感じる疾患ランキング1位は，足壊疽・潰瘍である．若い先生に何度も何度も忠告していることの1つだが，足壊疽という疾患についてしっかりと理論武装してお

きなさいと必ず話すようにしている．なぜなら，ノープランで足壊疽の診療を始めると，たちまち方々から患者が集まり，外来，入院を埋めつくすからである．前述のとおり，足壊疽・潰瘍の患者は合併症が多く，いろんな意味で時間がかかる．皮膚科医として診るべき患者を選別し，担うべき役割を整形外科医，内科医へはっきりと伝えられるようになることが必須である．具体的なポイントはまず，患肢に血流が保たれているかどうかに尽きる．それを判断するにはSPP（皮膚灌流圧）は必須である．虚血があれば血行再建の適否，下肢切断の適否，どれもだめなら改善の見込みのない患肢と，全身の血管がリスクである重症下肢虚血（critical limb ischemia：CLI）/包括的高度慢性下肢虚血（chronic limb-threatening ischemia：CLTI）の患者を自分で診ていくのか，整形外科，形成外科の先生にお願いするのかを判断する必要がある．もし主治医として診ていくのであれば，医療の発展で生命予後が伸びている悪性腫瘍の患者よりも圧倒的に予後の悪い[1]患者と向き合っていく覚悟を持ち，まずは患者家族に納得のいく説明，予後の説明が必要で，その後も休日夜間にどのような対応とするのかをある程度話しておくことをお勧めする．我々の現在の施設では，重症下肢虚血のAdvance Care Planning（ACP）チームを皮膚科で構成し，血行再建の適否に関わらず，Fontaine分類IV度の重症度の患者家族に介入し，病態の受け入れと残された予後の現実について個々の症例に合わせて対応をするようにしている．

　虚血がなく，血流が保たれていた場合は，皮膚，皮下組織の感染の有無，骨髄炎の有無により判断が分かれる．このように，患者患肢ごとに適切なタイミングで判断し，ときには将来を予想して判断していく必要があり，そのためにはどうしても足壊疽・潰瘍について体系的に理解しておくことが大前提である．運よく赴任した施設に，それらをマネジメントしてくれる他科の医師がいればラッキーであるが，日々直接皮膚科に来院される患者すべてをお任せするわけにはいかないだろ

う．その先生に甘えることなく，自分でマネジメントできるようになってほしい．

　当院では形成外科がなく，循環器内科も下肢虚血について治療はされない．そのような状況のなか，血管外科，整形外科と何度も話し合い，骨髄炎が足趾に限局した場合のminor amputationまでは当科で行うというラインを決めているが，これは各施設で検討を重ねていってほしい．話し合いをせずなんとなく患者が行き来しているという状況のないようにしたい．患者を守るためにも，そして自分自身を守るためにもまず病態を理解し，どこまで自分が診ていくかを考え，適切な環境を構築していくことが大切である．

蜂窩織炎で入院コントロール

　一般病院の皮膚科での入院患者といえば蜂窩織炎だというくらい，患者数の多い疾患といえる．個人的には患者に説明する際に「皮膚の風邪」のようなものと表現しているが，ほとんどが下肢に出現するため歩行困難となり入院希望の患者が多い．敗血症にまで至っていれば間違いなく絶対的入院適応となろうが，全身状態，CRPなどを参考に個々に入院かどうかを考えたい．そして，蜂窩織炎にみえる疾患の鑑別は案外大切である．例えば高齢者の足関節，膝関節に限局した腫脹，疼痛で，CRPが高値のわりに全身状態がよい場合は，痛風，偽痛風，RS3PE症候群[2]などの関節炎である場合も多く，ある高位から明らかに腫脹し，発赤，圧痛が少ない場合には深部静脈血栓症が紛れ込んでくる場合もあり，抗生剤で改善しない下腿の大伏在，小伏在静脈領域の紅斑，圧痛は，動静脈瘻などによる硬化性脂肪織炎[3][4]である．視診だけで診断する癖を改めて，どうか触診，触る癖をつけるようにしてほしい．特に痛みを訴える患者の場合には必ず，どこをどれくらいの強さで押さえると痛いかを確認する癖をつけることである．診断に自信を持てない際は，毎日観察することを目的に入院させることは大いにするべきである．なぜならその積み重ねが臨床力，診断力となり，

入院のコントロールスキルにつながるからである．また，蜂窩織炎は他科の医師にも理解しやすい病態であり，基本的に安静と抗生剤投与という，専門性の低い治療でよい場合が多く，もし他科の協力が得られるならば入院治療をお願いするのも選択肢である．このように蜂窩織炎という疾患は，相対的入院を最も考えられる疾患であり，患者数も多いことから優先的に対応を考えておくことをお勧めする．

壊死性軟部組織感染症(necrotizing soft tissue infection：NSTI)は壊死性筋膜炎を診断できるように

絶対的入院の代表例ともいえる NSTI は壊死性筋膜炎とガス壊疽を総称した概念であるが，ドレナージをしっかり効かせることさえできれば比較的治療しやすいガス壊疽に対し，菌や宿主によって重症度の幅が大きく，知識，経験，人員を総動員して立ち向かう壊死性筋膜炎は，実臨床上大きな違いがある．したがって，1 人医長で勤務している期間は，ガス壊疽程度なら 1 人で対応できたとしても，壊死性筋膜炎と診断した場合は適切な施設へ紹介するほうがよいかもしれない．絶対的入院の疾患だとしても，主治医として入院させる必要は必ずしもない．さてここまでで気づいていると思うが，NSTI をマネジメントする際の最大のポイントは，壊死性筋膜炎を診断するスキルである．患者が発する重症感，患部の血疱，紫斑，知覚鈍麻，紅斑の急激な拡大，白血球，CRP の異常高値，LRINEC スコア(重症蜂窩織炎でも上昇するため特異度は高くないし，低くてもその後急速に進行悪化する場合もある)，画像，finger test を参考に診断するが，最後は自分で決めるしかない．蜂窩織炎患者を診ているうちにいつか壊死性筋膜炎は紛れ込んでくるため，誰しもが無関係ではいられない．疑い，診断までできれば，整形外科やほかの施設などにお願いすることもできようが，なかなか最初から満足のいくマネジメントができるわけではなく，1 つ 1 つの経験を大切にし

てほしい．

褥瘡は地域とつながるための最良のツール

突然だが，特別養護老人ホーム(特養)と介護老人保健施設(老健)入所中の患者への処方に違いがあることをご存じだろうか．特養は住宅のような施設と考えるため，通常の通院患者のように処方箋で薬を処方するが，老健は病院のような施設と考えるため，基本的には処方箋を出さない．療養型病院(介護医療院)からの患者は実際は多くないが，こちらも同様である．まず最低限こういったルールを抑えることからスタートする．

なぜそういったポイントが最初に大切かというと，1 人赴任で褥瘡患者を診ていくという状況下では特に，地域の医療スタッフと連携することが重要だからである．相手のことも知らずに一方的に協力してもらうことなど絶対にできないからである．もちろん，院内の褥瘡の管理には，院内の褥瘡チームの連携は欠かせないが，今回のテーマとずれるため(そこにも多くのポイントがあるが)触れずにおく．まずは公的施設のスタッフとの連携から始め，訪問診療の医師，訪問看護師，訪問介護員(ホームヘルパー)，できればケアマネージャーとも連携していく．Face to face に勝るものはなく，まずはついてきてくれる施設スタッフを大切にし，その他コミュニケーションをとるチャンスを大切にする．院内に WOC ナース(皮膚・排泄ケア認定看護師)がいれば，地域連携の間に入ってもらうこともよい．アイデアは様々だが，常に努力を怠らないことである．連携がとれるようになってくると，個々の症例の相談などが入ってくるようになり，1 つ 1 つ丁寧に返答していくことで，お互いすべてを丸投げする関係ではなく，どうなったら病院に連れてきてほしいとか，どこまで地域で診ていてほしいかなどのすり合わせができるようになり，患者家族を含めた関係者が安心できる褥瘡連携が構築していくだろう．

そしてここまできてようやく，褥瘡を通じて地域とのつながりを感じるようになる．褥瘡患者を

診ていくという大きな仕事のなかで皮膚科医ができることはせいぜい，二次感染を起こした患者の治療，ガス壊疽となった患者のドレナージを含めた治療，ポケット形成した褥瘡の切開，外用薬の選択ぐらいしかない．大半は家族や地域のスタッフが担っていることが理解できてようやく褥瘡患者の入院コントロールができるのである．例えば，褥瘡を診られる施設長のいる老健の患者と，訪問看護の入っていない在宅の患者では対応が変わってくるのは当然で，誰がその褥瘡を処置管理しているかを主治医は理解しておく必要がある．それらを知ったうえで，許す限り地域で診てもらうようにするのも1つかもしれない．ご家族が納得のうえ，病院にてしっかりと指導し，看護師に負けないくらいしっかりと処置してくれる場合だってある．もちろん皮膚科医として，創傷治療のスキルは大前提となるが，最初からそこに自信がなくても恐れなくてよい．一生懸命で真摯な姿勢があれば，周りのスタッフは必ず協力してくれるし，褥瘡や創傷自体がいろいろなことを教えてくれるだろう．

水疱性類天疱瘡は基本入院で治療する

水疱症のなかで，尋常性天疱瘡と落葉状天疱瘡ではPSL 1mg/kgが必要になってくることが多く，血漿交換，免疫抑制剤を使うことがあるため，絶対的入院適応と言えよう．もちろん，一部の落葉状天疱瘡は外来治療でよい場合もあるし，リスクの高い天疱瘡では大学病院などに紹介して診てもらったほうがよいだろう．しかしながら，超高齢社会の現在，一般病院においてcommon diseaseと言っても過言ではない水疱性類天疱瘡(bullous pemhigoid：BP)は，基本的に自分でなんとかしたい疾患である．蜂窩織炎と同様に，重症度によって絶対的入院と相対的入院に分けられるが，全身に水疱・びらんが生じてしまっている状態では，全身処置が必要という意味で絶対的入院適応となるだろう．アルツハイマーや脳血管障害を始めとした神経疾患の既往が多く，入院中に栄養経路の

評価選択が必要な場合もある．褥瘡のように地域で処置をしてもらうということもなかなか難しい疾患であるので，潔く入院させたほうがよいだろう．相対的入院になるとすれば，DPP-4阻害薬など薬剤で誘発された非炎症性のBPや高齢発症の四肢優位の軽度BPでは，PSL 0.5 mg/kg程度を内服させ外来で治療することは可能であろうが，ある程度治療の経験を積んで，先を予見して治療していくことができるまでは，入院させて様子をみることをお勧めする．最近ではドキシサイクリン200 mg/日で治療する方法[5]や，クロベタゾールプロピオン酸エステル軟膏にて治療する方法[6]などもありうまく利用したい．入院治療で経験を積んで少しずつ外来で管理する症例を増やしていくとよいだろう．

それよりBP患者で困ることは，退院のタイミングと退院後の行先である．水疱・びらんが上皮化する2～4週程度はよいが，それ以降内服ステロイドを漸減していく期間まで入院させていると，約2か月のDPC Ⅲ期を超えてしまう．ステロイド減量をお願いできる後方支援病院があればよいが，1人赴任の病院がそもそもその規模の病院である場合は難しい．各病院で医療区分の異なる病棟があればそれを活用するとよい．

薬疹，多形滲出性紅斑は入院で経験を積んで，外来で診られる症例を増やす

一般病院で診ることの多い疾患として多形(滲出性)紅斑(erythema exsudativum multiforme：EEM)があるが，若い先生に指導する際にいつも伝えていることとして，すぐに原因を特定しようとせず，まず重症度を判断するようにとお話している．EEMの患者は割合でみればほとんどがEEM minorであるが，EEM majorやスティーブンス・ジョンソン症候群(Stevens-Johnson syndrome：SJS)を的確に診断できることが何より大切である．一息おいて(実際には初診当日であるが)様々な情報から原因を推定，感染症によるものか，どの薬剤によるものかを見極めていく．

その際に，入院させて様子をみるかどうか決めるために重要なことの1つとして，感染症によるEEM の場合はよほど重症でも SJS までで，薬剤が原因である場合にはさらに重症化し中毒性表皮壊死症（TEN 型薬疹）に移行する場合があるという点である．感染症が原因だと自信がある場合を除き，経験を積むまでは，EEM major 以上の重症度の場合は入院させて様子をみたほうがよい．PSL 0.5 mg/kg 程度で1〜2日様子をみて，皮疹，体温，炎症反応の悪化がある場合にはすぐに大学病院などスタッフの多い施設へ相談するべきで，1人で抱えないほうがよい．ステロイドパルス，血漿交換，その後のステロイド高用量による合併症，全身処置などが必要になり，そのプレッシャーを1人で抱えることは得策ではない．大学病院や主研修施設時代に何例か TEN 型薬疹や SJS の経験があれば，EEM major と SJS のステロイド要求量の違いの理解や，合併症のコントロールなどもできようが，そうでない場合は，入院させて毎日皮疹やデータをみて経験を積み重ね，外来で EEM major くらいまではマネジメントできるレベルになるとよい．ステロイド内服を入れるタイミングを逃さないことと，SJS，TEN 型薬疹への移行点を見逃さないことが大きなポイントである．EEM が自信をもって診療できるようになると，皮膚科救急疾患の怖さが軽減していくだろう．

今ではファーストタッチの研修医から，EEM major の患者情報をもらい，口頭でステロイド投与を指示するだけでよいように指導してきた．最初は膨疹と多形紅斑の違いから指導が始まるが，根気よく指導し続けることで次第に研修医でも EEM，薬疹を診ることができるようになっていく．彼らのその経験はきっと，他科の上級医になったときにも発揮されることと信じている．

帯状疱疹は基本外来だがケースバイケース

比較的重症患者が少ない病院であれば，帯状疱疹は患者ごとのバイアスが少なく，クリニカルパスなどが作りやすい疾患であり，積極的に入院で診ていってもよいかもしれない．以前は点滴の抗ウイルス薬のほうが効果が高いだろうと考えられていたが，最近では内服薬の優位性がいわれている．そのため，入院で治療する目的が，独居で処置ができないとか，痛みで日常生活に支障があるなどの社会的要因となることもある．加えて，約1週間後の退院時にはまだまだ痛みが回復しないことや，びらんも完全に回復しないため，患者家族とトラブルになり，余計に時間を必要とする場合もある．そのため私は以前より帯状疱疹患者を入院させることは多くなかったが，対応としては入院時にその目的とゴールをしっかり話しておけばよいだろう．散布疹程度であれば，自宅隔離を指示したうえで内服治療で十分であり，全身状態が良ければ必ずしも入院個室隔離が必要とは思わない．

手術症例を入院させるのはもちろんよい方法

様々なところで目にするのが，手術症例をできるだけ1泊入院させる方法である．診療報酬以外にもメリットは多く，それに費やす入力の手間をデメリットと考えないのであれば，理想的な相対的入院の疾患である．

アナフィラキシーは救急疾患

1人赴任時代ではないが，現在の552床の市民病院では当初，アナフィラキシーの救急対応を皮膚科で担っていた．1年間に約30件，多いときで月8件程の緊急呼び出しが休日夜間，夜中でもあった．場合によってはエピネフリン筋注する前に指示を仰ぐような連絡もあり，それを2年半担っていた．この状況は，患者，担当する救急医，我々にとってもよくない状況であったため，夜間でも何度も病院に行き直接指導を重ねながら，病院との交渉により，救急担当医と内科当直医で対応するように変えることができた．それまでは明らかにアナフィラキシーの病態であっても，ショックではないからとよくわからない説明でエピネフリンだけ投与せず様子をみていたり，蕁麻

疹と診断して抗アレルギー薬のみで帰宅させ，翌日症状が遷延して治療に難渋する場合も多かったが，ようやく少しずつではあるが，アナフィラキシーという病態に対しエピネフリンの筋注が必要であることが浸透してきたように思う．今考えると信じられないようなことだが，赴任した病院によっては常識として存在するかもしれないので，おかしいと思う場合は1人で悩まずに医局やほかの関連病院の先生に相談するとよい．

ただ言えることは，皮膚科医だけでアナフィラキシーに対応していたこの期間に，6時間ごとにエピネフリン筋注を複数回必要とした症例や，心肺停止後蘇生し，歩いて退院した症例など多数経験できたことで，外来で通常診療をしながら，隣で軽症のアナフィラキシー患者を治療できるくらいに肝が据わった．

さいごに

今回は入院適応のコントロールというポイントに絞って，総論，各論とお話してきた．私個人の経験からの内容であるので，時代や場所が変わればもちろん状況もまったく違うだろう．何かの役に立てばという一心で書いたまでである．もし誰かのプレッシャーになっていたり，何かを否定されていると感じられる部分があるなら読み飛ばしてほしい．

そして最後に伝えたいのは，1人医長は1人であるが故の強みもたくさんあるということである．例えば旅行でも，1人で行くほうが地域の人々とのコミュニケーションの機会が多くなるように，1人であるからこそ様々な人が助けてくれると感じる．ただ前提として，誠実に真摯に一生懸命やることが求められる．例えばスタッフからの電話連絡1つをとっても，不機嫌に不愛想に受け答えしているようではまだまだである．電話をとって，電話番号を探して，あえて知らせてくれ

ているわけだから，忙しいなかでもありがとうと言えるようになるとよい（全部とは言わないが）．そして，看護師だけではなく，コメディカルのスタッフ，事務のスタッフ，病院各所のスタッフのそれぞれの仕事を尊重しあえる存在になれるとよい．医師という立場は病院では特に，上位にいるような錯覚を持ちやすいが，自分が病院という大きな組織のなかのほんの一部にすぎないことが腹に落ちたときに，たくさんの人が助けてくれるようになり，その組織のなかで，また地域のなかでやりがいをもって働くことができるようになるのだと思う．何に対しても真摯に誠実でいること．もちろん自分に対しても．1人赴任となってしまった若い先生たちが，やりがいをもって，つぶれず，そしてその先で皮膚科を楽しんでくれることを祈っている．

参考文献

1) Norgren L, et al：TASC II Inter-Society Consensus for the Management of PAD. *J Vasc Surg*, **45**(Suppl 1)：S1-S68, 2007.

2) 藤尾圭志：RS3PE 症候群．日内会誌, **106**：2131-2135, 2017.

3) 棟田加奈子ほか：下腿微小動静脈瘻による硬化性脂肪織炎の1例および下腿微小動静脈瘻の13例のまとめ．臨皮, **71**：419-423, 2017.

4) 沢田泰之：高血圧が発症要因であった硬化性脂肪織炎の3例．皮病診療, **46**：324-328, 2024.

5) Williams HC, et al：Doxycycline versus prednisolone as an initial treatment strategy for bullous pemphigoid：a pragmatic, non-inferiority, randomised controlled trial. *Lancet*, **389**：1630-1638, 2017.

6) Joly P, et al：A comparison of two regimens of topical corticosteroids in the treatment of patients with bullous pemphigoid：a multicenter randomized study. *J Invest Dermatol*, **129**：1681-1687, 2009.

◆特集/保存版！皮膚科1人医長マニュアル

1人医長で行う皮膚科手術

欠田成人*

Key words：1人医長(solo chief physician)，日帰り手術(day surgery)，合併症(complication)，安全な手術(safe surgery)，超音波検査(ultrasonography)

Abstract 皮膚科手術は日常診療になくてはならない手技である．1人医長の割合が高い皮膚科勤務医においては，皮膚外科手技を習得することで1人医長勤務へのハードルが下がる利点がある．1人医長ではどうしてもマンパワーに制約があり，特段に安全で合併症やトラブルの少ない手術管理が求められる．開業医，病院勤務医，大学病院勤務医，どのような勤務形態であれ手術関連リスクを減じる対応の基本は同一であるが，主に1人医長における安全な手術を行うにあたっての注意点につき，当院で積極的に行っている皮膚エコー検査の活用法を交えながら，実際の診療の流れに沿って記載した．

はじめに

皮膚科手術が扱う対象は，簡単な縫合や切開，皮膚生検術などの小手術から，広範囲熱傷の植皮術，筋肉などを用いた皮弁形成術，リンパ節郭清術などに至るまで非常に幅広い．2014年の日本臨床皮膚科医会の統計では50％の病院で1人医長体制と報告され[1]，筆者のいる三重県でも常勤皮膚科医のいる11病院のうち7病院が1人医長である．1人医長の病院では，予約，予約外や救急患者などの外来患者や入院患者の対応のみならず，他科からのコンサルト対応や各種の会議を1人でこなす必要があり多忙にならざるを得ない．そのようななかで，手術を行わない皮膚科医や病院もあると聞くが，皮膚科手術を行うことは，地域の患者やかかりつけ医からの要望に応えると同時に，自らの手術手技を向上・維持し，病理組織を自分で確認することによるメリットや，何よりも術者としてのやりがいが得られ，診療報酬の面でも病院への貢献が可能となるなど幅広い利点がある．その一方で，1人医長での手術には個人の力量のみならず，コメディカルスタッフや機材の制約，院内他科の先生の状況や合併症発生時の対応などを考えると一定の制限がかかることから，それぞれの立場での個別の事情を考慮する必要がある．さらに，多忙な1人医長においては，ひとたび手術患者とのトラブルが生じると手術以外の一般診療へも様々な悪影響を及ぼすことから，手術に関連した合併症を限りなく0に近づける工夫が必要である．本稿では，特に1人医長において考慮すべき事項につき，実際の診療の流れに沿って一緒に考えたい．

個人の力量を把握する
―どこまでできるのか？どこまでやるのか？―

1人医長での手術を行うにあたっては，自分の力量の客観的な把握が重要である．自らの限界を超えながら対応の幅を広げていく気概や努力は必要だが，一方で自分がどこまでできるのか，現在の置かれた状況ではどこまでやるのか，例えば，単純縫縮まで？大きさ，深さは？整容的な部分の対応は？皮弁はどこまで？植皮はチール，分層，全層植皮？局所麻酔，全身麻酔まで行う？入院，外来？手術室，外来のベッドでのみ？また，合併

---

* Masato KAKEDA，〒515-8557 松阪市朝日町1-15-6 済生会松阪総合病院皮膚科，部長

症が生じた際に自分がどこまでリカバリ可能なのかを冷静に把握，想定したうえで，自院でどこまでの対応を行うかのラインをあらかじめ設定しておくと，多忙な外来での初診患者対応時にも焦ることなく迅速な判断が可能となり，院内他科や他病院，クリニックとのスムーズな連携につながる．

院外状況の把握と連携

皆さんの勤務する病院はどのような病院でしょうか？ また周囲の医療機関との連携はどのようにされているでしょうか？ 1人医長での手術を行うにあたっては，皮膚科専門医からの紹介のみならず，一般開業医や皮膚科標榜医からの紹介も多くなることから，周囲の医療機関の診療状況や手術への対応状況を把握しておくことでスムーズな診療につながる．

1．一般開業医や皮膚科標榜医との連携

診断がはっきりしていなかったり，皮膚科疾患以外の紹介も多くなるので，まずは手術を行う疾患であるのかの適切な診断が第一歩である．脂漏性角化症や色素性母斑の紹介も多くあるかもしれないが，早期の皮膚がんを発見するきっかけとなることもあるので，面倒がらずに1例1例しっかりと診断し，情報提供のやりとりを丁寧に行い，地域の勉強会などで手術を行っている旨の情報発信や情報交換をしておけばスムーズな連携につながり，集患にもつながる．

2．皮膚科専門医との連携

紹介時にあらかじめ診断がついていることが多く，とても心強い存在であり，後述する皮膚科と形成外科への紹介の判断もお願いしている．なお，当院では可能な限り生検なしで紹介いただく．生検前の状態が不明確であったり写真がなかったり，生検の修飾により術前の深達度評価が困難になること，術者自身の目で本番の手術を念頭に置いた皮膚生検が可能となること，また，はじめから全摘生検による一期的な治療を行うことで患者の利益につながる場合があるからである．基底細胞癌や小さな有棘細胞癌がよい例である．

1人医長では対応が難しい入院が必要な乳房外パジェット病や悪性黒色腫などについては，当初から近隣の皮膚科専門医の先生には大学病院に直接紹介いただき，患者が二度手間にならないようにしている．また，紹介時のお返事の際に当初記載した初診時の診断と術後の診断が異なった場合や，悪性腫瘍の際には積極的に組織結果のフィードバックを行っている．

3．高次医療機関との連携

特に地方では地理的な問題から様々な制約があり，なんでも1人で対応しないといけない状況があるかもしれない．当院は比較的大学病院に近く，アクセスがしやすい環境にあるので，前述した乳房外パジェット病や悪性黒色腫，1人では対応が難しい化学療法，リンパ節郭清や大きな植皮，当院では困難な迅速病理が必要となる基底細胞癌や有棘細胞癌などの患者は大学病院にお願いしている．

普段から院外の先生と良好な関係を築き，自院で対応が困難な症例についてどうするか？についてあらかじめ情報交換をしておくとスムーズな連携につながる．

院内他科の状況の把握と連携，コメディカルのマンパワーや院内リソースの確認

1人医長で手術を行ううえで，院内他科の診療状況やコメディカルのマンパワー，院内のリソースを把握，確認しておくことが重要である．

特に関わりの多いのが形成外科，整形外科，外科の3科である．形成外科が非常勤か常勤か，常勤であれば何名体制か，手術症例が多いのか，得意分野(再建外科，美容やレーザー，先天性疾患，リンパ浮腫など)が何かを把握しておきたい．当科では他院からの紹介時，若年女性など整容を気にされる方や陥入爪の治療に関しては形成外科に紹介いただき，他方，ダーモスコピーを用いた術前診断や悪性腫瘍の加療に関しては当科で対応している．整形外科との関わりも重要で，当科ではマージンのはっきりしたグロムス腫瘍は切除して

いるが，筋肉内の大きな脂肪腫や血管腫，運動神経の関与した神経鞘腫などは整形外科にお願いし，ガングリオンや，腱を触る必要のある Dupuytren 拘縮や腱鞘巨細胞腫など，手の機能に関わる場合は他院の手の外科に紹介している．軟部肉腫では unplanned excision を避けるべき[2]であり，安易な生検を行わずにしっかりと画像検索を行ったうえで軟部腫瘍の専門医に相談することが重要である．また，エコーの項で後述するが，外科，耳鼻科，婦人科，泌尿器科，内科，小児科，脳外科などとの連携も重要である．院内他科の先生がどのような守備範囲で診療をされているかの情報は非常に重要であり，普段から密接に連絡，相談，情報共有をしておきたい．

コメディカルのマンパワーや手術に用いる機械があるかの情報も重要である．当科では，看護師1名，事務1名体制で，週1回午前に手術室の使用が可能であるが，コメディカルのマンパワーや手術室の割り当ては病院により制限があり，手術室にある機械も病院の状況により異なるため，あらかじめ確認が必要である．例えば，当院にはダーマトームがないため，熱傷や広範囲の皮膚潰瘍での分層植皮術の際は，前述の3科の先生のお力を借りながらダーマトームやメッシュ作成機のレンタルを都度行って手術を行うこともある．

安全な手術にあたり初診時に留意すべきポイント

1人医長で手術を行うにあたっては安全であることが最も重要である．安全な手術を行うにあたり初診時に留意するポイントについて列挙する．

① **来院の背景や経緯の確認**：紹介元が一般開業医や皮膚科標榜医，皮膚科専門医からのか，また，紹介前に事前にFAXをいただければ記載内容からある程度の疾患を絞り込み，対応方法を想定しておくことで初診時に迅速に対応可能となる．また，前医の患者への説明内容，患者や家族の心配ごと（例：悪性が心配，入院が必要か？など）や，希望（例：綺麗にしたい，見た目は気にしない，どうしても入院は避けたい，とにかく痛み

や違和感を取りたいなど），患者の性格などを把握したうえで，どのように診断，治療を進めるのがベストかを考え，患者，家族への納得のいく説明を心掛ける．例えば基底細胞癌など悪性疾患が疑われるも，前医で悪性の可能性につき説明がないまま来院された場合は，ダーモスコピーにてかなりの確率で術前診断をつけ一期的切除も可能であるが，本人や家族の心の準備のためにあえて皮膚生検で診断をつけてからゆっくりと手術の説明を行うこともときには必要である．

② **患者背景の把握**：年齢，性別はもちろんのこと，居住場所，居住形態を確認し，外来手術の際に通院が可能か，交通手段はどうするか，創部管理を誰が行うか，家族などの協力が得られるかの確認を行い，外来加療が難しい際は入院手術も検討する．手術目的の説明や同意，合併症やリスクの説明を行ううえで，家族構成の確認，キーパーソンの把握は初診時に行っておきたい．

③ **既往歴**：特に糖尿病，脳血管疾患，高血圧，腎疾患，神経疾患，悪性腫瘍，先天性疾患，手術歴，歯科治療歴などの確認が必要である．思わぬ合併症，トラブルにつながるので，詳細な既往歴の確認は重要な作業であり，次項の内服薬との整合性の確認も必要である．

④ **内服薬等の治療薬**：抗凝固薬，抗血小板薬，免疫抑制薬，降圧薬，糖尿病薬，ピルや抗精神病薬が特に重要である．その他，既往歴と関連した投薬内容についての詳細な確認も必要であり，術前中止薬の検討，造影CTなど（糖尿病薬の中止が必要）の検査時に必要となる．皮膚科の日帰り手術において抗凝固薬や抗血小板薬を中止することはほぼないが，止血縫合時の対応，ドレーン挿入の適否判断，術後フォローの対応に特段の注意が必要となる．必ず実物やおくすり手帳，お薬アプリなどを確認し，院内処方薬やおくすり手帳に反映されない点滴（抗癌剤など）にも注意をしたい．当院での例として，初診時は患者のみ来院し，本人は内服薬なしと説明していたが，皮膚生検後，家族同席での再診時，実は13種類もの薬剤を内服

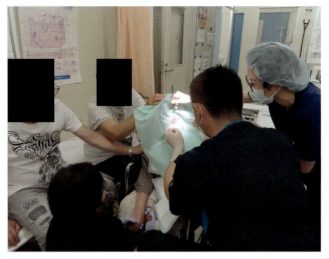

図 1. 症例 1：80 代，女性．左こめかみの有棘細胞癌
認知症があり，臥床安静も難しく，患者 1 人での手術室での手術は困難と判断．安心する家族の同席のもと，手を握りながら，車椅子に座った状態で手術を行った．できる限り短時間で終わらせるため，顔面ではあるが，スキンステープラーを用いて閉創した．

していることが判明したことがある．血圧コントロールも必要で，手術までに 2 か月ほど要した．

⑤ ADL，排尿・排便，認知機能，麻痺の有無など：1 人医長での手術を行うにあたっては，ADLの把握が重要である．自ら臥床可能であれば問題ないが，車椅子，寝たきり，ユニバーサル使用など，手術中に術者が考えている手術体位がとれるのか，その姿勢でどの程度の時間耐えられるのか，植皮術であれば採皮可能な体位がとれるのか，点滴ルートが取れるのか，認知機能に問題があればそもそも局所麻酔が可能なのか？　の確認が必要である．必ず初診時，あるいは手術を決定するときに実際の手術体位を確認し，難しい場合はマンパワーのある後方支援病院への紹介が必要となるし，逆に入院自体がせん妄などのリスクになるため，多少無理をしてでも日帰り手術を選択する場合もある．例えば，こめかみに有棘細胞癌がある認知症の患者が安心できるよう，家族に同席していただき，手を握ってもらいリラックスした状態で，車椅子に座ったままの手術を行うこともあった（図 1；症例 1）．また，術後の創部処置に際しては，患者がガーゼを剥がして汚染したり，植皮片を除去したりしないか注意していただき，

その場合は頑丈に被覆剤を貼付したり，あえてオープントリートメントにするなど，こまめに来院いただくなどの対応が必要となる．小児では，局所麻酔が耐えられるか，安静が保てるかの判断も必要である．

⑥ 喫煙歴：喫煙は，創部血流の減少や酸素供給の低下などから術後の創傷治癒を阻害し，創部感染のリスクを高めることが指摘[3]されている．入院患者では基本的に禁煙になるので問題はないが，日帰り手術では最低限術前 2 週間，術後 1 週間の禁煙の励行[3]が望まれる．禁煙が難しい際は入院手術での対応も検討される．

⑦ アレルギー歴：術後抗菌薬，ラテックス（食物アレルギー，二分脊椎の既往や，医療従事者にも注意が必要），消毒薬，局所麻酔薬へのアレルギー歴には特に注意が必要である．

⑧ 妊娠の有無：内服薬の選定，手術体位に注意が必要となる．

⑨ 体内金属：ペースメーカーや人工関節は言うまでもなく，ウィッグやタトゥーにも注意が必要である．MRI 撮影，電気メス使用時にも注意が必要となる．

⑩ 術前採血：どれだけ小さな手術であっても，

手術による合併症は起こり得る．合併症が生じた際に迅速に対応できるように一般採血，感染症検査は必ず施行している．

⑪ **皮膚生検を行うか，全摘術とするか**：良性疾患が強く疑われる際は基本的には全摘切除を提案するが，悪性が疑われる際（悪性黒色腫や軟部肉腫は除く）は基本的に皮膚生検を行い，診断をつけてから今後の治療方針，自分で手術を行うかの判断を行う．前述のように，悪性疾患が疑われた場合，患者，家族に十分に説明のうえ，ある程度のマージンを取り一期的に切除を行うこともあるし，臨床的に明らかに診断がついていたとしても，本人，家族の疾病理解，心の準備のために皮膚生検を行うことも検討する．

⑫ **十分な術前説明と患者，家族との関係構築**：当科では良性疾患は初診日，手術日，抜糸および組織結果説明の3回の来院で終了することが多く，ときには来院日に手術を行うこともある．初診日に術前検査や超音波検査（MRIが必要な脂肪腫などの場合は除く）を行ったうえで同日に手術日を決定し，手術の説明，同意を行う．トラブルを避けるためには良好な関係構築が最も重要であり，前項の様々な要素や本人，家族の希望，術前診断と疾患の十分な説明，理解，手術方法，リスクとベネフィット，起こり得る合併症，術後のイメージの共有，場合により患者，家族との価値観のすりあわせを行うが，この作業が忙しい外来において最も時間をかけるべきところと考える．ただし，少しでも手術に不安がある患者や，投薬歴や加療歴，臨床経過などが不明瞭な場合はワンクッション置くことも重要である．どんな小さな手術，手技においても稀であるが一定の確率で合併症は起こり得るため，1例1例，丁寧で十分な説明が必要である．

術前診断，治療方法決定にあたってのポイント

① **病変の経過**：日帰り手術を行うにあたっては，対象疾患が粉瘤や脂肪腫などの良性疾患であること，体表面から一見して診断がつく疾患も多

いことから，どうしてもおろそかになりがちであるが，正確な診断や安全な手術の立案（例えば粉瘤では自他覚症状を確認，炎症の有無を判断し手術を急ぐのか待てるのかの判断を行うなど）や，検査や手術を行うべきではない症例を見極めるためにも病変の発症時期，経過，症状についての詳細な問診が重要である．

症例2の10代の女性，約半年前から徐々に増大する側頭部の皮下腫瘤．当初，エコーでは脂肪腫を疑い，家族の希望もあり早期手術を考えたが，比較的早い増大スピードが気にかかりMRI施行，脂肪腫は否定的で軟部肉腫の可能性が示唆されたため生検は行わずに軟部腫瘍の専門医に紹介，横紋筋肉腫と診断できた（**図2**）．

② **正確な診断に近づく**：皮膚腫瘍診断の詳細は成書に譲るが，臨床像を五感（味覚を除く）で感じ，ダーモスコピーや超音波，CTやMRIの画像検査を活用し，できる限り術前診断，鑑別診断を絞ることで，手術計画を立てやすくなり，術後に診断が異なった場合や摘出病理組織からのフィードバック情報が得られやすく，自身の成長につながる．

③ **写真撮影**：自身へのフィードバックや科内の貴重な財産として，また無用なトラブルを避けるためにも病変の写真は必ず撮っておきたい．術後に稀な疾患と判明しても問題なく症例報告ができるレベルが望ましい．また，生検を行う際には，生検部位の写真があると高次医療機関に紹介の際に先方の医師の理解を助け，より精密な手術計画立案につながる．

④ **外来手術で可能かの判断**：1人医長での手術を行うに当たり，日帰りの外来手術で可能かどうかの判断は重要である．当科では，局所麻酔は指や耳介，陰茎などを除き，基本はエピネフリン入りのキシロカインを使用しているが，極量は0.5％キシロカインでは約40 mLとされているので，自ずと切除可能な腫瘍のサイズが決まる．腫瘍の性質や切除部位の深さ，薬剤の投与部位によっても使用量は変化することに注意が必要であ

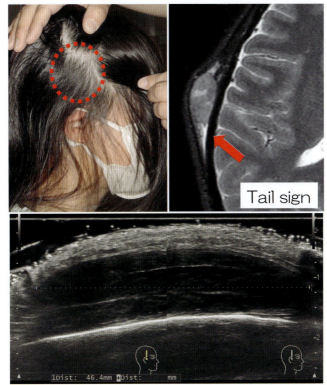

図 2. 症例 2：10 代，女性．右側頭部の皮下腫瘤
皮膚エコーでは線状の高信号を伴う低エコー腫瘤で脂肪腫としても矛盾しない所見であったが，MRI では Tail sign を示す腫瘤で，軟部肉腫を疑った．軟部腫瘍の専門医に紹介，横紋筋肉腫の診断であった．
　　　　　a：MRI
　　　　　b：エコー

る．たとえば，右側胸部の 13×6 cm のボーエン病．腫瘍の深さが浅く，真皮や脂肪組織が薄い部位であったこと，本人も入院を希望されなかったことから，局所麻酔（エピネフリン入り 0.5％ キシロカイン 20 mL）にて日帰り手術を行った（手術時間 41 分，出血量 8 mL）（図 3；症例 3）．

⑤ **病変の解剖学的な位置や注意すべき神経の確認**：詳細は成書に譲るが，こめかみの顔面神経や頸部の副神経，後頸部の後頭神経，額の眼窩上神経や滑車上神経など，皮膚科手術で注意すべき代表的な神経がある．このような場所ではトレパンによる皮膚生検はブラインドの検査のため思いがけず神経損傷が生じることもあり注意が必要であるし，手術に自信がなければ高次医療機関へ紹介することも検討したい．

⑥ **手術以外の選択肢の検討**：患者の状況によっては外科手術のみが唯一の治療ではないことに留意したい．日光角化症に対するイミキモドの使用や血管肉腫，メルケル細胞癌における放射線治療などが代表的だが，本人，家族の希望や全身状態を勘案し，抗癌剤の外用やモーズペーストの使用を検討したり，広範囲の熱傷や潰瘍に対して，手術ではなく時間をかけて保存的に上皮化をはかる場合もある．私自身もそうであったが，どうしても初学者は手術を選択したい傾向になるので，常に患者ファーストで手術の適応を考慮したい．

⑦ **皮膚エコーを用いた正確な診断，除外診断，安全な手術**：近年は高周波数の超音波検査が可能となり，術前の正確な診断や周術期の安全対策に力を発揮している[4]．当科では年間に約 200 件の手術，約 300 件の皮膚エコーを行うことで，① 術前診断の正確性の向上，② 他科領域疾患の鑑別，

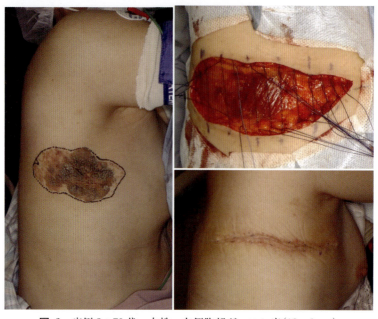

図 3. 症例 3：70 代，女性．右側胸部ボーエン病（13×6 cm）
腫瘍の深さは浅く，真皮や脂肪組織が薄い部位であったこと，本人も入院希望されなかったため，エピネフリン入り 0.5％キシロカイン 20 mL の使用にて日帰り手術を行った．

不要な手術の回避，③ 1 人医長での外来手術が可能かの判断，④ より安全で低侵襲の手術，⑤ 術前に一緒に画像をみることで患者の疾患理解を深める，ことに役立てている[5]．そのなかでも特に重要なのは，腫瘍内や周囲の血流，腫瘍の水平・垂直方向への広がりを把握し，術前診断の正確性を向上させ，他科領域疾患の鑑別を行い，誤診などのトラブルを避け，安全な手術を行うことが可能になることである．当院で行った皮膚エコー約 1,000 例の内訳は，4 割が表皮囊腫を占め，次いで脂肪腫，基底細胞癌，毛母腫，色素性母斑の順[5]となる．皮下腫瘤で多く経験するのが表皮囊腫であるので，多くの患者が表皮囊腫の術前診断，切除希望で紹介受診されるが，皮膚エコーを行うことで，皮下腫瘤の臨床診断であっても痔瘻孔やヘルニア（図 4：症例 4）のこともあるし，耳下腺や甲状腺，筋肉内の腫瘤が検出されることもあり，画像検査なしでの安易な手術はトラブルにつながりかねない．また，神経鞘腫，平滑筋腫，エクリンらせん腺腫，毛母腫などの充実性腫瘍は腫瘍内の血流を検出することで表皮囊腫との鑑別が可能であり，適切な手術方法の選択につながるし，例え

ば solid cystic hidradenoma では，特徴的なエコー画像からエコーによる診断も可能[5]となる．また，腫瘍の水平，垂直方向の広がりを把握することで迅速病理が必要と判断した場合は高次医療機関への紹介を検討できるし，周囲の血管や神経の走行をあらかじめ把握しておくことで，術中の出血，術後のトラブルを避けることが可能になる．

手術管理・手術手技にあたってのポイント

手術手技の詳細は成書に譲るが，安全な手術を行うポイントは，しっかりとした術前の準備，シンプルで低侵襲な手術を心掛けることである．

① 術前の準備と手術のシミュレーション：1 人医長では，手術申込みや術中使用薬のオーダー，機材の確認や準備，病理伝票作成，手術記事，術後の抗生剤や消毒薬，鎮痛薬の処方，外来再診日設定のマネジメントをすべて行う必要があるため，可能な限りルーチン化，コメディカルに業務移行できる部分は行いたい．そのうえで，実際の患者を想定しながら手術記事や病理伝票を術前に準備すれば標準的な手術と異なる部分をあらかじめシミュレーションすることができる．そして，手術

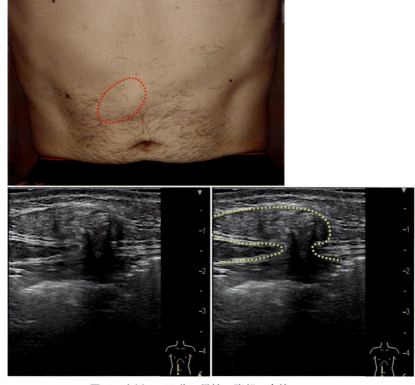

図 4. 症例 4：40 代，男性．腹部の白線ヘルニア
皮下腫瘤の診断で紹介されたが，下床との可動性は不良で，エコーにて腹壁を貫通するヘルニア門が描出できた．画像検査なしでの手術は非常に危険である．

室入室，体位，モニタ類の装着，剃毛や体毛の除去，準備物品の確認，消毒，覆布の固定，術者，助手の立ち位置や姿勢，麻酔，抗生剤投与開始，皮膚切開，剝離，腫瘍摘出，止血，創部洗浄，縫合，ドレーン留置，創部保護・固定，手術終了までの一連の流れをできるだけ詳しくシミュレーションしておきたい．特に体位については，初診時に患者自身に実際の体位をとってもらい当日の確認を行いたい．たとえば頸部では肩が邪魔になったり，局所麻酔手術では患者は意外と腹臥位が大変であったり，臀部周囲や大腿内側，腋窩など，術前に実際の体位で術野を確認しておかないと手術時に慌ててしまうこともある．

② 手術はシンプルに，常に皮膚を Atraumatic に：皮膚科手術は切開，剝離，止血，縫合の 4 つの基礎からなるが，安全な手術を行うにあたっては，その各々の要素で可能な限りシンプルに，そして皮膚のダメージを極限まで減らす努力をしたい．日帰り手術で行う疾患では，止血が必要な血管は皮下血管網や穿通枝がほとんどで，皮膚切開時の真皮からの出血は多くの場合自然に止血される．私は術前に比較的太めの血管の位置はエコーで把握しておくことにしている．また，腫瘍切除時の脂肪織の切開や剝離はほぼ鈍的に行うことであらかじめ血管を同定し，バイポーラにて止血を行うことで術野への出血を極限まで抑えている．余分な電気焼灼は創傷治癒過程における炎症期を長期化させるし，層の合っていない縫合では余分な痂皮形成を伴い創閉鎖に時間がかかるので丁寧に縫合の層を合わせる．私は atraumatic な操作のためにフック鑷子を頻用しているが，ときにはあえて無鉤鑷子を用いて皮膚に余計な圧力をかけないこともある．最小限の侵襲で，1 日でも，1 秒でも早い創傷治癒を目指すように留意することが，長期的にみて患者の安全につながると考えている．

③ 起こり得ること，その対応法を想定しておく：術中の高血圧，迷走神経反射は比較的よく起こるし，麻酔薬やエピネフリンの血管内注入や周

術期アナフィラキシーは非常に稀ではあるが重篤な症状を呈する．あらかじめ対応法を想定しておくことで，いざというときに冷静に対応可能となる．

④ くれぐれも無理をしない：1人医長では，くれぐれも無理をせず，患者の安全を大事にしたい．自分の力量を把握し，リカバリができる部分を意識して手術を立案し，迷った際は撤退する勇気も必要である．

⑤ リラックスした雰囲気作り：手術中は，患者，助手，コメディカルスタッフ，そして自分自身のリラックスした雰囲気を心掛けたい．また，常にかかってくる呼び出し電話には惑わされず，手術に集中できる環境を作りたい．

⑥ 摘出標本の病理提出：摘出した標本は，特に悪性腫瘍では必ず写真撮影を行う．マーキングの必要性，半切が必要か，切片の作成方向，断端評価の方法，凍結標本や生標本，培養提出が必要ないか，術前に十分な検討を行うべきである．そして病理医への病理伝票の記載も丁寧に行いたい．

⑦ 自分自身の体調管理：1人医長での手術を行うにあたっては，自分自身の疲労やストレス管理も重要となる．手術に集中できる環境づくりと，適度な休憩を取りながら無理のないスケジュールで行うことが求められる．

術後管理

1．創部の固定と安静指示

外来手術では，患者は自宅での日常生活を送りながらの術後安静の確保が必要になる．創部の固定に十分な気を配り，上肢では積極的に三角巾の使用を行い，"入院しているつもりでトイレ以外は安静に"など，具体的に説明を行い，家事に関しては家族に積極的に協力をお願いしておきたい．

2．創部管理

当院では月曜日が手術室での手術で，特に創部管理に問題のない場合は1週間後に抜糸（足底などは2週間後）を行う．血腫や出血の懸念のある方は翌日再診．創部の観察や処置が難しい患者では2日後に来院し，創傷被覆剤で1週間後の抜糸時

まで被覆することも多い．全層植皮術を行った方の多くは翌日（術中の所見により省略することも），2日後に創部の確認を行い，4日後（金曜日）に特に顔面の植皮では抜糸を行い，1週間後に採皮部の抜糸を行うことが多い．これまでに述べた注意点に沿って対応することで，小さな血腫形成や感染，患者が運動したことによる創部離開（トータルの発生率は1％以下）程度で，大きなトラブルには至っていない．前述のように術後合併症で問題となることは非常に少ないが，日帰り手術においては，十分な疼痛管理が必要である．あらかじめ必要な鎮痛薬の投与，鎮痛が得られない際の追加投与方法，場合により病院当直から私に連絡を入れるよう説明しておき，患者の安心を得るよう心掛けている．

3．後治療のポイント

整容を重視しない手術の場合は初診日，手術日，抜糸日の3日の来院で済むことが多いが，吸収糸が吸収されるには半年から1年かかり，肥厚性瘢痕やケロイド，吸収糸の排出，運動時の創部離開のリスク等に関しては十分な説明が必要である．場合によってはご紹介いただいた先生に逆紹介，創部の管理をお願いすることも検討する．

4．病理組織の確認

摘出標本の病理を自分で確認することで，臨床診断との整合性，腫瘍の広がりを確認し，切除マージンの設定や手術方針，切除方法が正しかったのかを確認，フィードバックが可能となるため，必ず摘出標本の病理組織は自身で確認すべきである．また，診断に疑問がある際は，積極的に病理診断医に相談したい．またそのような関係を普段から構築しておきたい．

症例経験を増やし，1人医長でも大丈夫！ といえるようになるために

1人で経験できる症例数は限られるし，特に1人医長に赴任前の先生は不安が先に立つかもしれない．若い先生には，1人医長を任命されたときに躊躇なく"はい！"といえるような研修ができるよ

う，アンテナをのばしていただきたいと思う．主研修病院での研修中には，自分の担当以外の症例でも術前から主治医のつもりで手術方法の立案，代案の検討，シミュレーションを行い，麻酔，切開，剝離，止血，縫合をどのようにすすめるのか，キーポイント，キースーチャーがどこか，リスクはどこにあるのか，どのように回避するのかなどあらかじめ検討したうえで手術見学を行うと，ただ見ているだけでは退屈な手術も時間を忘れるほどあっという間に過ぎていく．また，各学会の症例報告に積極的に目を通し，最近では学会のオンデマンド放送や学会，医学関連 WEB サイト，YouTube 等でも手術の動画を見ることができるのでぜひ活用してみてほしい．その道のトップやレジェンドに積極的に質問や相談をすることもよいと考える．皮膚外科を専門にされている先生はみなさま教え上手，教え好きである．

さいごに

1 人医長として皮膚科手術を行う際に注意を要する検討事項や皮膚エコーを用いたより安全な診断や手術管理について述べた．みなさまの置かれた状況は各々異なると思うが，各施設においてベストな環境が確保できることを願っている．また，多くの経験を糧に，臨床医の"勘"を育て，大事に磨いてほしいと願っている．なお，1 人医長が長くなると新しい知識の導入に疎くなり，どうしても自己流となりがちである．本稿の内容につき，改善点や異なる視点などがございましたら，ぜひご意見をいただけますと幸いです．

文　献

1) 若林正治：皮膚科医療を取り巻く現状について．日臨皮会誌，**33**(1)：6-11，2016.
2) 日本整形外科学会：軟部腫瘍診療ガイドライン 2020，南江堂，2020.
3) Gill JF, et al：Tobacco smoking and dermatologic surgery：*J Am Acad Dermatol*，**68**：167-172，2013.
4) 八代　浩：外来における良性皮膚・皮下腫瘍摘出術―超音波検査を駆使した治療最適化―．*MB Derma*，**261**：17-25，2017.
5) 欠田成人：一人常勤でもできる市中病院での皮膚エコー．日臨皮会誌，**41**(3)：414-421，2024.

◆特集／保存版！皮膚科1人医長マニュアル

光線治療とその実践

西田絵美*

Key words：光線治療(phototherapy)，ナローバンド UVB(narrow band UVB)，ターゲット型光線療法(targeted phototherapy)

Abstract 皮膚科の1人医長として光線療法を行う際に必要な知識と実践方法について述べる．
　光線療法にはナローバンド UVB，エキシマライトなどいくつもあり，乾癬や掌蹠膿疱症のほか，尋常性白斑や円形脱毛症などの難治性皮膚疾患に使用される．光線療法の種類には全身照射，部分照射，ターゲット型照射があり，機器の選定やメンテナンスが重要である．禁忌例として，皮膚悪性腫瘍や光線過敏症の既往がある患者には注意が必要である．実際に治療を行う際には，照射量の設定，機器の設置，患者の選定，同意書の取得などが必要で，効果の有無を評価し，漫然と治療を継続しないことが肝要である．また，ほかの治療が困難な症例において，光線療法は貴重な選択肢となり得る．

はじめに

1人医長として日々の診療を行う際に困るのは，治療に難渋した場合の次の一手としてやってみようと思う治療はあるけれど，経験がないためにどうやってはじめたらよいかがわからなかったり，治療で必要な機器がない場合にどうやって購入したらよいかがわからず諦めてしまうなど，色々な問題に直面することではないだろうか．

たとえば，尋常性白斑や円形脱毛症，痒疹，肉芽腫性疾患は皮膚科医にとっては比較的よく遭遇する難治性の皮膚疾患だが，いまだ各診療ガイドラインにおいても推奨度の高い治療はほとんどなく，様々な工夫をして治療が行われているのが現状である．

今回，是非光線療法を行ってみようと思っている場合に必要な知識，光線療法機器について，その問題点や活用方法について述べたい．

---

* Emi NISHIDA，〒462-8508 名古屋市北区平手町 1-1-1　名古屋市立大学医学部附属西部医療センター皮膚科，教授/皮膚科部長

光線療法について

光線という言葉には，紫外線，可視光線，赤外線など様々な波長の光が含まれることから，光線療法は幅広い光の照射を利用する治療法の総称で，紫外線療法は光線療法の1種である．皮膚科領域の治療で使用する光線治療には，近赤外線を使ったスーパーライザーなどもあるが，紫外線治療がほとんどであるため，主に紫外線療法について話を進める．

表1のように紫外線機器はいくつもあるが，それぞれの照射機器がどのような特性があるか，またどういった照射方法ができるのかを知る必要がある．大きくは全身照射，部分照射，ターゲット型照射の3つに分けることができる(図1)．

1．全身照射

言葉の通り，一度に全身に紫外線照射を行うことのできる照射方法であり，一部寝型の機器もあるが，現在は立ち型と呼ばれる照射機器が用いられることが多い．

表 1. 皮膚科領域の主な紫外線機器

種類	機器	波長
UVA	UVA	320~400 nm
	UVA1（LED）	365 nm
	透光照明器　ウッド灯	320~400 nm/白色光
UVB	ブロードバンドUVB（BB-UVB）	290~320 nm
	ナローバンドUVB（NB-UVB）	311±2 nm
	エキシマライト	308 nm
	エキシマレーザー	308 nm

（A clinical review of phototherapy for psoriasis. Lasers Med Sci, 33(1)：173-180, 2018. をもとに筆者作成）

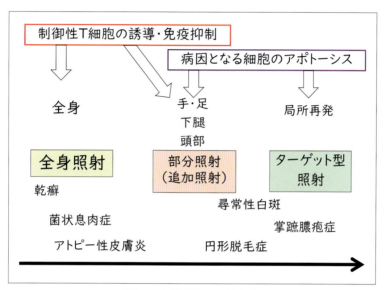

図 1. 光線療法の照射方法

2. 部分照射

ターゲット型よりは広い範囲への照射ができる機器で，難治部位（頭部，手・足，下腿）などへ照射する方法である．部分型を組み合わせて全身照射を行う場合もある．

3. ターゲット型照射

ターゲット型照射は，照射範囲が局所の場合や，ほかの治療で部分的に残っていたり，局所再発する部位に使用することが多い．本邦においては308 nm エキシマライト・レーザーと平面光源ナローバンドUVB，UVA1に分けることができる（表2）．

作用機序は，全身と部分照射においては制御性T細胞の誘導・免疫抑制を行うためであると考え られ，ターゲット型については病因となる細胞のアポトーシスによるとされている．

4. 光線療法の禁忌

a）絶対禁忌

① 皮膚悪性腫瘍の合併あるいは既往歴のある者，② 高発癌リスクのある者，③ 顕著な光線過敏を有する者（色素性乾皮症などの遺伝性光線過敏症，白皮症，ポルフィリン症，光線過敏性膠原病など）

b）相対禁忌（避けたほうがよい症例，実施の際には厳重な経過観察が必要）

① 光線過敏がある場合，光過敏性を有する薬剤，免疫抑制薬を服用中の者，② 白内障，光線増悪性自己免疫性水疱症（天疱瘡，類天疱瘡など），

表 2. 本邦におけるターゲット型紫外線機器

種　類	商品名	会　社
エキシマライト	VTRAC® セラビーム® UV308 Slim セラビーム® UV308 mini セラビーム® UV308 mini LED Excilite-μ(エキシライト-マイクロ)® エキシプレックス 308® エクシス 308®	JMEC ウシオ電機 ウシオ電機 ウシオ電機 DEKA JAPAN アブソルート JMEC
エキシマレーザー	XTRAC® PALLAS-パラス-®	JMEC アブソルート
平面光源 ナローバンド UVB	TARNAB	渋谷工業
UVA1	セラビーム® UVA1	ウシオ電機

すべて医療機器として薬事承認あり

重篤な肝・腎障害を合併する者(ただし内服 PUVA),③ソラレン過敏症,日光照射・PUVA治療で症状が悪化した既往を持つ者,④10歳未満の者(ターゲット型光線療法は除く)としている.

c）注意すべき点

光線過敏型薬疹,光接触皮膚炎などを生じる薬剤の吸収波長は UVA 領域が多いとされているが,UVB に吸収波長を持つスルファニルアミド,ラニチジンなど以外に,ここ最近はヒドロクロロチアジド配合降圧剤使用の場合も UVA や UVB に光線過敏を認めた報告もあり注意が必要である.湿布剤(特にケトプロフェン)を貼付してきた場合は剥がさずにその部位を隠して照射を行うこともあるが,紫外線治療中は極力避けてもらうようにする.その他,発癌についてはボリコナゾール内服は光線関連皮膚障害(日光角化症や有棘細胞癌)の発生報告も多いため注意すべきである.

実際に光線療法を行うためには

1．機器の購入・選定・メンテナンス

a）機器の種類

表1でも挙げた紫外線機器のうち,最も使用されているのは,ナローバンド UVB またエキシマライトであるが,その他,長波長紫外線である UVA を用いた PUVA 療法についても知っておく必要がある.

⑴ナローバンド UVB

311±2 nm の狭い範囲のピーク波長を持つこと

からナローバンドと呼ばれており,その波長を照射できるフィリップス社の TL-01 ランプを用いた機器が多く,現在は表3に示すものが使用可能である.

⑵ブロードバンド UVB

290～320 nm とナローバンド UVB に比べ,幅の広い UVB 波長を照射することができる機器のことをいい,乾癬の光線療法ガイドラインにおいて,乾癬治療ではナローバンド UVB のほうがブロードバンド UVB に比べて優れていることが明らかとなっている[1].しかし,ブロードバンド UVB は保険適用ではないが,痒疹や皮膚瘙痒症における効果が高いとされてきた.

⑶UVA

320～400 nm の長波長紫外線である UVA とソラレン(8-メトキシソラレン;8-MOP)を組み合わせた,内服 PUVA・外用 PUVA・PUVA バスの3種類の方法がある.

（ⅰ）内服 PUVA:0.6 mg/kg メトキサレン(オクソラレン®錠)を内服し,2時間後に UVA を照射.

（ⅱ）外用 PUVA:0.3％メトキサレン(オクソラレン®ローション0.3％)を塗布直後から2時間後に UVA 照射.

（ⅲ）PUVA バス:0.0001～0.0002％メトキサレン入りの 37～40℃ の湯を浴槽に入れ15分入浴し,直後に UVA を照射する.入浴後2時間で日常生活の制限がなくなるが,入浴設備が必要.

表 3. 本邦におけるナローバンド UVB 紫外線機器

種　類	商品名	会　社	ランプ	照射タイプ
ナローバンド UVB	Daavlin 7 シリーズ	シネロン・キャンデラ	ナローバンド UVB ランプ　10 本 (TL100w/01　フィリップス社製)	三面鏡型/立ち型
	Daavlin 3 シリーズ NeoLux	シネロン・キャンデラ	ナローバンド UVB ランプ　48 本 (TL20W/01　フィリップス社製) または UVA ランプ 24 本/ナローバン ド UVB ランプ 24 本	全身型/立ち型
	JTRAC®	JMEC	ナローバンド UVB ランプ　8 本 (TL20W/01　フィリップス社製)	半身型/寝型
	デルマレイα	村中医療器株式会社	ナローバンド UVB ランプ　14 本 (TL20W/01　フィリップス社製)	半身型/寝型
	ナロー UVB シリーズ 全身照射タイプ	村中医療器株式会社	ナローバンド UVB ランプ　15 本 (TL100W/01　フィリップス社製)	全身型/寝型
	ダブリン M シリーズ	シネロン・キャンデラ	ナローバンド UVB ランプ　10 本 またはナローバンド UVB ランプ 4 本 +UVA ランプ 7 本	手足型

すべて医療機器として薬事承認あり

⑷ エキシマライト・レーザー

エキシマは XeCl lamp 308 nm をピークとするターゲット型療法で Excimer＝excited＋dimer の造語で混合ガスを用いて発光させるシステムのことである．ナローバンド UVB より波長がやや短く，最小紅斑量(minimal erythema dose：MED)がナローバンド UVB に比べ 1/2〜1/5 程度とされ，照射時間は短いが，照射面積が小さい機器が多い．

⑸ UVA1

UVA は UVA1(340〜400 nm)と UVA2(320〜340 nm)に分けられるが，UVA1 療法では紅斑を惹起する UVA2 以下の紫外線を含まない紫外線のみを用いる治療である．皮膚の比較的浅いところまでしか届きにくい UVB に比べ UVA1 は皮膚の深いところまで届くとされ，真皮に病変を有する疾患に有効と考えられている．

b）機器の購入・選定

1 人医長をしている場合に，最もハードルとなるのは機器の購入である．病院の規模やその母体(国公立病院，私立病院など)によっても購入のための手続きは異なるが，多くの病院において予算請求が必要となることが多いのではないかと考える．次年度の予算ヒアリングや予算要求書を記載し，必要書類に購入したい機器の用途，実際使うときに算定できる見込みの保険点数，患者数，また見積書を提出することとなる．もともとある機器の故障で買い替える場合は，比較的スムーズに行えることも多いが，新規購入の機器となると，その科での収益なども加味され，なかなか 1 人医長で購入してもらえることばかりではない．だが準備として，購入したい機器があれば，機器を販売している会社からまずはその機器のパンフレットを取り寄せてみること，また代理店(業者)があれば，貸し出し(レンタル，リース)をしてもらえるかもあらかじめ確認してみるのもよい．さらに病院によっては予算請求の際に数社の見積書の提出が求められるが，おおよそどの程度の費用がかかるかは確認しておくと，予算案として計上できるかを考える材料となる．その年度に買ってもらえなくても，次年度に買ってもらえるようにほかの機器との優先順位を考えて提出するとうまくいく場合もある．ただし見積書は 2 週間から 6 か月ぐらいの有効期限があるので，予算書類を出すときに再度見積書を出してもらう必要があることには注意が必要である(ここ最近は短期間で価格高騰はよくある)．

c）機器のメンテナンス

次に機器を購入する場合に知っておく必要があるのは(製品)保証と保守(サービス)についてである．保証は故障した機器を一定期間(無償か有償で)修理すること，また保守は故障しないように定期的なメンテナンスをすることであるため，各

機器によってその設定は異なるが，多くの機器が保守サービスを付けるかを求められることが多い．光線機器はランプの交換や，照射率の測定，機器の故障など経年的に増えていく問題も多いため，耐用年数を確認すること，また保守サービスをつけておくことを勧められるが，その費用や内容も確認しておくことが必要である．

またランプが切れていたり，照射率が落ちている（どこを確認するかは照射機器により異なる）場合は，治療効果が落ちてしまうため，患者への照射時間が無駄に長くなることもある．さらに使用頻度が高くなってくると，照射面が汚れていたり，ランプ自体が汚れていることで照射率が低下する場合もあるため，定期的に機器を確認し，掃除することが勧められる．

d）機器の設置，運用方法の確認

機器の購入を考える場合に重要なのは，機器を設置する場所に電源があるか，機器を置くスペースが十分にあるか（衣類の着脱を要することも多いためその場所も確保），患者の動線は問題ないかを考える必要がある．光線室として個室となっているのがベストであるが，カーテンやパーテーションを立てるだけの場合は，プライバシー保護が十分であるかは注意を要する．ターゲット型の場合は，機器を台にのせて，各診察室内へ移動することが可能であるものが多いが，固定して設置する機器の場合は十分に検討する必要がある．

e）患者の選定

紫外線治療を始める前にまず大事なことは，もともと診断されている疾患が正しいかを判断し，必要であれば皮膚生検を含め確認する．特に全身型照射を行う場合には，全身の皮膚症状を確認し，先に述べた絶対禁忌や相対禁忌となる皮膚癌などの有無のほか，内服薬，外用薬，光線過敏症の既往がないかを確認する．可能であれば照射前に確認のため血液検査で抗核抗体を測定しておくとよい場合もある．また治療機器により治療を行える状況なのか（立っていられるのか，じっとしていられるかなど），どのぐらいの頻度で通院できる

かを確認する必要がある．

2．光線療法の同意書，指示書などの作成

図2は1つの例ではあるが，現在多くの病院で処置行為を行う場合には同意書もしくは説明文書を作成し，その説明を行ったうえで治療行為を行うことが求められる．光線療法の1番の注意点は，
① 照射に伴う急性の副作用：紅斑，やけど（水疱）
② 長期照射（慢性）の副作用：発がん性（皮膚がん），光老化（しみ，シワ）についての説明である．

また光線治療を行う場合には，光線指示書と呼ばれるもの（カルテ内にテンプレートを作成，別で紙を作成するなど）を用意しておくと，実際に照射をする際の照射量，照射部位を含む間違いを防ぐこと，また照射記録ともなる（病院によっては，医師自身が行わない場合もあり，プリントアウトしてダブルチェックすることができる）．

記載内容としては，
① 光線の種類を選択，併用の場合はその記載
　（例）ナローバンド UVB＋エキシマライト
② 照射量，増量の有無を記載する．
　（例）300 mJ/cm^2（20％増量）
③ 照射部位を記載
　（例）□片面，□両面
　　　　□全身，□顔，□手，□足，□頭部
④ 照射時の状況
　（例）□眼鏡使用，□遮光幕使用，
　　　　□フリーコメントで記載
⑤ 照射回数

3．光線療法施行の手順

① 診察室で同意書，説明文書を用いて光線治療によるメリット，デメリットを説明し同意書（施設によって異なるが）にて同意を得る．
② 照射部位，照射機器，初期照射量※を決め，光線指示書を作成する．初回以降は同量，増量についても記載．
　※初期照射量：MED を簡単に測定することができる状況であれば測定を行ってからの照射量決定が望ましいが，ここ最近では MED 測定ができない施設も多いため，MED を基準と

光線療法同意書エキシマライト

○○○○病院，○○○○クリニック
エキシマライト（光線療法）同意書

　私は，患者○○○○様（ID：00000001，生年月日：○○○○年○月○日）に今回行われる光線療法（エキシマライト）に関する以下の項目について，別紙説明文書のように説明いたしました。
当院では患者さまに十分理解していただいた上で，自由意思に基づき医療を選択していただくよう努力します。
説明文書には，光線療法（エキシマライト）の目的と必要性，効果と限界，危険性と合併症，代替療法などが必要に応じて記載されています。ご確認ください。また医師からの説明および説明文書などに疑問な点がありましたら，いつでもお尋ねください。

　主な病名および病状：乾癬　アトピー性皮膚炎　白斑　菌状息肉症　類乾癬　痒疹　掌蹠膿疱症

　手術，検査，処置の名称：中波長紫外線療法（エキシマライト療法）

　実施予定日：令和　　年　　月　　日　から開始予定から　令和　　年　　月　　日の予定

　説明日時：　　　　年　　　月　　　日

　説明医師：皮膚科医師　　：＿＿＿＿＿＿＿＿＿＿＿＿＿＿印
　　　　　　　　　　　　　　　（自筆署名，もしくは記名押印）

　　　　　　立会人：＿＿＿＿＿＿＿＿＿＿＿＿＿＿＿印
　　　　　　　　　　　　　　　（自筆署名，もしくは記名押印）

○○○○病院長，○○○○クリニック院長　　様

　私は，現在の病気の診療について上記に基づき説明を受け，光線療法（エキシマライト）の内容を十分に理解し了解した上で光線療法（エキシマライト）を受けることに同意いたしました。

令和　　年　　月　　日　患者氏名：＿＿＿＿＿＿＿＿＿＿＿印
　　　　　　　　　　　　　　　　　（自筆署名，もしくは記名押印）

　　　　　　　　　家族等氏名：＿＿＿＿＿＿＿＿＿＿＿印
　　　　　　　　　　　　　　　　（自筆署名，もしくは記名押印）

<光線療法（エキシマライト）の説明文書>

患者氏名：○○○○様（ID：00000001，生年月日：○○○○年○月○日）

診断名および病状
　1. 乾癬　アトピー性皮膚炎　白斑　菌状息肉症　類乾癬　痒疹　掌蹠膿疱症
　2.＿＿＿＿＿＿＿＿＿＿＿＿＿＿＿＿＿＿＿＿＿
　3.＿＿＿＿＿＿＿＿＿＿＿＿＿＿＿＿＿＿＿＿＿

予定されている手術，検査，処置の名称
　1. 中波長紫外線療法（エキシマライト療法）

実施予定日時：平成　　年　　月　　日から開始予定　　予定所要時間：数分から数十分程度

エキシマライト療法とは
　エキシマライト療法とは中波長紫外線に含まれる308nm（ナノメートル）をピークにした波長の紫外線で，乾癬やアトピー性皮膚炎，尋常性白斑，菌状息肉症，類乾癬，掌蹠膿疱症，結節性痒疹，円形脱毛症等に効果が認められています。日本においてもすでに多くの施設で行われており，その有効性が認められています。

これまでの経過と現在の状況ならびに光線療法（エキシマライト）が必要な理由
　（期待される効果と限界および実施されないときに予想される病状を含みます。）
1. 期待される効果としては，皮疹の改善と播痒の改善などです。
2. 症状が改善するも消失しないことや，症状が改善しないこと，まれに悪化することもあります。
3. 症状が改善・消失しても，しばらくして再燃することがあります。その場合は再度照射を開始していきます。
4. 実施しない場合その他の治療を選択しますが，症状のコントロールができないこともあります。

光線療法（エキシマライト）の具体的な方法と内容
　0.1～0.3J/cm²から開始し，20%ずつ徐々に照射量を増やしていきます。したがって回数を重ねることに照射時間が長くなります。また全例ではありませんが，最小紅斑量（MED）を測定してから治療を開始する場合もあり，その場合にはMEDの50～70%の照射量から開始し，徐々に照射量を増やしていきます。照射は週に1～2回行います。間隔があきすぎると十分な効果が得られませんので定期的な通院が必要です。また照射量をふやしていく段階で紅斑（日焼けと同じような症状）が生じることがあります。
（エキシマライト療法）
　エキシマライトには311nmよりも短波長側の紫外線が含まれるのでナローバンドUVBに比べると紅斑反応を惹起しやすいことがあります。また，照射率が一般的に高いという特徴があって最小紅斑量は

光線療法同意書エキシマライト

ナローバンドUVBの1/2～1/5程度になります。通常のナローバンドUVB治療よりも照射回数が少なく，また，総照射線量も少ない場合があります。照射は診察の後，光線治療室で行います。治療の効果を確かめるために定期的に臨床写真を撮らせていただきますが，ご協力をお願いします。

照射中の注意
照射前の照射部への化粧品，外用薬などの外用は効果が落ちるので控えてください。
陰部への照射は発がん性が高く，精子への紫外線障害を引き起こすため，パンツを着用してください。
目に対しては紫外線カットのメガネを装着してください（光線治療室に準備してあります）。

他の治療との併用
　免疫抑制剤を内服している場合は，全身照射はできず，部分的な照射のみ可能です。

予想される光線療法（エキシマライト）の危険性と合併症および対策（例）
1. 光線療法（エキシマライト）の危険性（死亡率）：なし
2. 予想される合併症として頻度および対策（重要と考えられるもので，これ以外にもあります）
　① 急性の副作用として，照射部位に紅斑，やけど（水疱）を生じることがあります。照射量を増やしていく段階で紅斑が生じることがあります。広範囲に痛みを伴う紅斑，水疱を生じることがあれば，お早めに受診をしてください。
　② また，長期照射（慢性）の副作用として発がん性（皮膚がん），光老化（しみ，しわ）があります。照射終了後も照射部の皮膚を観察する必要性があります。照射を繰り返すことにより色素沈着がみられることがありますが，これは徐々に薄くなって消えます。
　③ 上記以外の危険性，合併症につきましては適宜対処いたします。

代替治療法などの内容と利害得失
1. 疾患によりますが，ステロイドやビタミンDの外用薬剤，免疫調整薬，生物学的製剤などが使用できる場合があります。

同意を撤回する場合の対応
1. 今回の光線療法（エキシマライト）に関する同意を手術，検査，処置を実施する前に撤回できます。
　同意を撤回しても不利益を受けることなく，引き続き当院で治療などを受けていただけます。
2. ご希望があればセカンドオピニオンなどについてご相談も可能です。

連絡先：ご質問などがあるときは，下記までご連絡ください。
1. 住　所：
2. 病医院：
3. 電話番号

図 2.
エキシマライトの同意書・説明文書の例

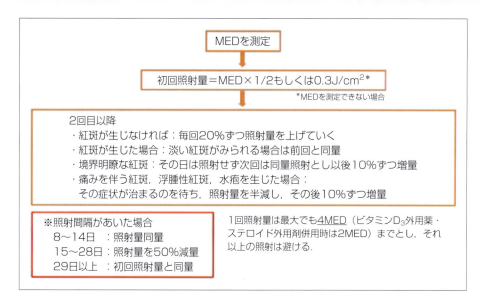

図 3. 尋常性乾癬に対するナローバンド UVB 照射方法（スタンダードレジメン）

した照射方法のほか，スキンタイプを基準とした方法，初回照射量・増量幅も一定で決まった照射量から開始する方法も乾癬の光線療法ガイドライン[1]に記載があるため参照されたい．

③ 光線指示書を照射する人に渡し，照射機器のある部屋へ患者を移動させる．

④ 照射前に照射が必要な部位のみ照射ができるよう脱衣し（陰部には当たらないように下着は装着），紫外線防護用サングラスを渡し，必ず装着してもらう（眼の周りの場合は小さい眼鏡を用意，もしくはタオルなどを持参してもらう）．

⑤ 照射機器に照射量を設定し，照射量に間違いがないか，1人の場合は指示書をみて患者とともに確認，スタッフが別にいればそのスタッフと確認する．（照射量間違いによるやけどはトラブルとなることが多いので十分な注意が必要）

⑥ 照射準備ができたら，再度サングラスをかけているか，全身照射の場合は下着を脱いでいないかを確認し，患者へ照射開始の声掛けをし，照射開始のボタンを押す．

⑦ 照射が終わったら機器から出てきてもらい，着衣を終えたら終了となる．

⑧ 次回受診時に，先回照射後にヒリヒリすることがあったか，Burn（やけど）がないかを確認し，ナローバンド UVB の場合はスタンダードレジメン（図3）に従い，その日の照射量を決定する．

⑨ 治療効果を判断：光線療法の基本は，効果がない症例は，漫然と続けることなく中止し代替療法への変更を考えることである．また照射開始前におおよその治療回数（尋常性乾癬であれば 20～30 回程度，尋常性白斑であれば 100 回は超えない）を決めておくこともポイントである．

4．コスト算定

皮膚科光線療法のうち，中波紫外線療法（ナローバンド UVB 療法やエキシマライトを使用）を算定するためには，**表4**の右の適応疾患に対して照射を行った場合に限って算定が可能であること知っておく必要がある．PUVA や UVA-1 による機器使用，適応疾患以外に照射した場合は 340 点を算定できないことに注意が必要である．

光線療法の実践

1．尋常性白斑の光線療法

日本皮膚科学会尋常性白斑診療ガイドライン[2]にけるクリニカルクエスチョン（CQ）のなかで，成人の尋常性白斑に 308 nm エキシマレーザー／ライト治療は有効かという問いについては推奨度 C1 で，推奨文としては，治療効果が期待できる皮疹に対して 308 nm エキシマレーザー／ライト治療を行ってもよいとなっている．一方海外の報告[3]

表 4. 光線療法の適応

J054 皮膚科光線療法(1 日につき)	光線療法の適応疾患
1. 赤外線又は紫外線療法　　　　45 点 　　注：入院中の患者以外の患者についてのみ算定する. 2. 長波紫外線又は中波紫外線療[※1]　150 点 　　（概ね 290 nm 以上 315 nm 以下のもの） 3. 中波紫外線療法[※2]　　　　340 点 　　（308 nm 以上 313 nm 以下に限定したもの）	・乾癬 ・類乾癬 ・掌蹠膿疱症 ・菌状息肉腫(症) ・悪性リンパ腫 ・慢性苔癬状粃糠疹 ・尋常性白斑 ・アトピー性皮膚炎 ・円形脱毛症

[※1]長波紫外線療法又は中波紫外線療法は右の疾患に対して行った場合に限って算定する.
[※2]308 nm 以上 313 nm 以下の中波紫外線を選択的に出力できる機器によって中波紫外線療法を行った場合，算定できる.

において，色素再生の予後因子を挙げており，反応性のよい部位である顔，体幹，腕，下腿には4 回の照射を行い，肘，手首，手背，足背，膝などの反応の悪い部位では 8 回の治療反応があること，部位としては顔＞首＞肘・膝，手首＞手足＞爪周囲であり，大きさは小さいもののほうが反応がよく，発症 2 年以内は良好だが，2 年以上では約50％の効果減となる．年齢は子どものほうが反応がよいとし，色素再生のアウトカムは治療頻度より回数に依存するとしている．治療期間は頭頸部と体幹に 75％色素再生を達成するのに必要な光線治療は平均 6～8 か月としている.

2. 実臨床での尋常性白斑への照射の工夫

白斑内が 12～24 時間以内に赤くなるが，ヒリヒリ感はなく，次回受診時まで持続してほんのり赤みが残ればその量で持続（白斑部の紅斑反応）する．また治療のコツとしては，回数制限は特に行っていないが，必要以上に継続はしないようにするため，治療開始前より目標回数を設定し，そこまでの間に色素再生が乏しければ，他治療への変更を提案する.

3. 円形脱毛症の紫外線療法

日本皮膚科学会円形脱毛症診療ガイドライン[4]の CQ において，紫外線療法（PUVA 療法・エキシマライト・ナローバンド UVB 療法）は有用かという問いは，推奨度 C，推奨文には，症状固定期の全頭型や汎発型の成人例に対して PUVA 療法を行ってもよいとしている．また，すべての病型の患者に対してエキシマライトまたはナローバンド UVB 療法を行ってもよいとしている.

名古屋市立大学病院にて 2011～2013 年までの難治性円形脱毛症患者 49 例に局所照射（ナローバンド UVB 14 例，エキシマライト 18 例），全身照射（17 例）を行い，病型別の有効性を検討した[5]．罹患期間が 1 年以上（21.8％）に比べ 1 年未満（65.0％）では有意に改善率が高く，アトピー性皮膚炎（AD）合併者では改善率が低かった（AD あり：36.0％，AD なし：19.5％）．このことより，円形脱毛症に対して光線療法は有効である可能性があり，全頭脱毛，汎発型，蛇行型に比べて，単発型，多発型で効果が高く，比較的セラビームで効果発現が早かった．局所照射と全身照射では改善率，有効率に差がなく，罹患期間 1 年未満で有意に改善率が高いことがわかった.

まとめ

・光線治療で大切なのは，患者選定，照射量の設定，照射方法，照射機器について知ることである.

・まずは，自らの施設にある機器がどの波長を出す機器なのか，照射機器の名称，その特徴を覚えておく必要がある

・光線治療は難治性の皮膚疾患の適応（表 5）[6] もあり，外用薬で難治であったり，費用面，基礎疾患などの問題からほかの治療ができない場合の治療選択の幅を広げる非常に有用な治療である.

・1 つの機器で効果が出にくい場合も機器変更（ナローバンド UVB であればエキシマライトへ）することで効果が得られる場合がある.

表 5. 疾患ごとの紫外線照射機器の選択

	乾癬	掌蹠膿疱症	菌状息肉症	慢性苔癬状粃糠疹	尋常性白斑	アトピー性皮膚炎	円形脱毛症	結節性痒疹*	異汗性湿疹*	皮膚瘙痒症*
ナローバンド UVB	◎	○	○	◎	○	○	○	○		○
エキシマライト/エキシマレーザー	◎	◎	○		◎	○	◎	○	○	
平面光源ナローバンド UVB	◎	○			○	○		○	○	
LED(UVA1-LED, エキシマ-LED)	○	○	◎		○	◎	○	○	◎	
PUVA(内服, 外用, PUVA バス)	◎		◎	○			○	○		

*は皮膚科光線療法の適応疾患とはなっていない.
◎は特に効果を得られやすいもの

・疾患によって照射量をどのように dose up するかを見極めることで，効果が出やすくなることもある．週に1～2回から，2週に1回の照射が通常行われているが，スタンダードレジメンに沿った照射が安全性が高く効果を得やすい.

・円形脱毛症，尋常性白斑の治療については，効果の期待できる症例もあるが，一定の治療期間を超えても効果がみられない場合には，漫然と照射を継続しないように留意する必要がある.

参考文献

1) 森田明理ほか：乾癬の光線療法ガイドライン. 日皮会誌，**126**：1239-1262，2016.

2) 鈴木民夫ほか：日本皮膚科学会尋常性白斑診療ガイドライン. 日皮会誌，**122**：1725-1740，2012.

3) Hamzavi I, et al：Parametric modeling of narrowband UV-B phototherapy for vitiligo using a novel quantitative tool. *Arch Dermatol*, **140**(6)：677-683, 2004.

4) 坪井良治ほか：日本皮膚科学会円形脱毛症診療ガイドライン 2017 年版. 日皮会誌，**127**：2741-2762，2017.

5) 西田絵美ほか：【皮膚科疾患における光線療法の実際】乾癬・掌蹠膿疱症・円形脱毛症に対する外来で行う光線療法. *MB Derma*, **234**：1-7, 2015.

6) 櫻井麻衣，森田明理：乾癬に対する紫外線療法. 皮膚科，**4**：444-451，2023.

◆特集／保存版！皮膚科1人医長マニュアル

パッチテスト

松倉節子*

Key words：アレルギー性接触皮膚炎（allergic contact dermatitis：ACD），パッチテスト（patch test），ジャパニーズベースラインシリーズ（Japanese baseline series 2015：JBS 2015），パッチテストパネル® S（PATCH TEST PANEL® S）

Abstract パッチテストはアレルギー性接触皮膚炎の原因診断のためのゴールデンスタンダードの検査であり，積極的に活用したい検査の1つである．1人医長でも，ready to useのパッチテストパネル® Sを含むJapanese baseline series（JBS）2015を上手に活用すれば，診療の患者満足度を高めることができる．どのような患者がパッチテストに適しているかを理解するとともに，1人でパッチテストを行う際のコツと，必要な準備，貼付する製品の調整方法，判定方法，パッチテスト結果の解釈や患者への説明方法の習得を目指す．

はじめに

パッチテストはアレルギー性接触皮膚炎の原因製品や原因アレルゲンを究明するためのゴールデンスタンダードの検査である．1人医長で行う皮膚科診療のなかで，手術や皮膚テストなどを行っていくには，様々な工夫が必要になる．

患者に検査の必要性，副反応のリスクなどの説明と同意書取得，検査前のアレルゲン試薬の準備，貼付当日の実際の貼付固定の作業，そして48時間後にはパッチテストユニットを除去してマーキングし，判定まで一定時間（30分〜1時間）待機してもらう必要がある．患者は貼付日，2日後（48時間後），3〜4日（72〜96時間後），7日後と最低でも1週間に4回受診する必要がある．

これだけの時間と手間が必要なパッチテストであるが，外来で多くみる再発性難治性の湿疹皮膚炎をみた場合にあえて行う価値がある．原因を究明でき，回避できれば，治癒できる疾患となり，患者の生活の質は格段に向上し感謝される．特に

2024年6月以降，皮膚テストの保険点数が改定となり，これまでは22種類以上は一括算定であったものが，検査数（貼付数）に応じて算定できるようになり，診療科の単価向上にも一役買える検査となっている．1人医長でも工夫しながら，パッチテストを楽しく，そして患者の満足度を高める検査にするためのコツをお伝えできれば幸いである．

どのような患者にパッチテストをするか？

ステロイド外用薬で軽快するが，しばしば再発する湿疹皮膚炎は，外来で最もみる頻度の高い皮膚疾患の1つではないだろうか．そのような患者をみる場合に，「もしかしたら，アレルギー性接触皮膚炎？」と想起することがパッチテストを日常診療のなかに取り入れるきっかけとなる．一方，問診や罹患部位，経過から，原因が推定できるアレルギー性接触皮膚炎が疑われる患者もいる．「原因の製品を避ければ，それでよい」という結論に，患者も医師も陥りがちである．そのようなときにも患者を説得しパッチテストを行い，製品を避けるだけでなく，原因成分まで突き止めて，再発を予防することが皮膚科専門医の役割として重

---

* Setsuko MATSUKURA，〒386-0405 上田市中丸子1771-1 丸子中央病院皮膚科，部長

表 1. アレルギー性接触皮膚炎の代表的な臨床型

1. 直接曝露による接触皮膚炎(direct exposure contact dermatitis)
2. 既存の湿疹に疑似,または増悪したようにみえる接触皮膚炎
  (mimicking or exacerbation of pre-existing eczema ACD)
3. 血管性浮腫疑似のアレルギー性接触皮膚炎(mimicking angioedema ACD)
4. 空気伝播性接触皮膚炎(airborne contact dermatitis)
5. 光アレルギー性接触皮膚炎(photoinduced CD)
6. 光増悪性接触皮膚炎(photoaggravated CD)
7. 全身性接触皮膚炎(systemic contact dermatitis)/接触皮膚炎症候群(contact dermatitis syndrome)

(文献 3, 4 より筆者作成)

要であるといえる.

1. アレルギー性接触皮膚炎でみられる多彩な臨床型

欧州の接触皮膚炎ガイドラインでは,パッチテストの対象疾患として,次のものを挙げている[1].
① 急性および慢性の職業性皮膚炎
② 治療抵抗性の慢性湿疹・皮膚炎
③ 皮膚/粘膜の発疹で薬剤性も含む遅延型過敏反応

これらのなかには,一見,接触皮膚炎とは思えないような皮膚炎も含まれるため,接触皮膚炎の多彩な臨床像を知ることが重要である(**表 1**).

アレルギー性接触皮膚炎には様々な臨床型があり,近年,国際的な接触皮膚炎の研究グループにより ICDRG 分類として整理されている[2][3].最も典型的なものは直接曝露による接触皮膚炎(direct exposure contact dermatitis)であり,先に述べた問診から原因を推定できるアレルギー性接触皮膚炎にあたる.2 番目の分類名として,既存の湿疹に疑似,または増悪したようにみえる接触皮膚炎(mimicking or exacerbation of pre-existing eczema ACD)があり,これはアトピー性皮膚炎や脂漏性皮膚炎などに使用する外用薬や患者自身が使用するスキンケア製品などが原因となる[3].

さらに局所(接触部位)の湿疹病変を呈する典型的なアレルギー性接触皮膚炎とは異なる臨床像を示すものとして血管性浮腫疑似のアレルギー性接触皮膚炎(mimicking angioedema ACD),空気伝播性接触皮膚炎(airborne contact dermatitis)がある.前者の原因として痤瘡治療薬の過酸化ベンゾイル(**図 1-a**:痤瘡薬による ACD)やウルシ(漆)による接触皮膚炎(**図 1-b**:ウルシによる ACD)が知られており,後者の原因としては,香料,エポキシ樹脂によるものが挙げられ,顔面,頸部,四肢などの露出部を中心に症状がみられる[2][3].

また,忘れてはならないのが光が関与する接触皮膚炎で,光アレルギー性接触皮膚炎(photoinduced CD)と光増悪性接触皮膚炎(photoaggravated CD)があり,特に前者の診断には通常のパッチテストではなく光パッチテストが必要となり,湿布薬の成分であるケトプロフェンは原因としてよく知られている[4].後者は通常のパッチテストで多くは陽性となるが,露光部を中心に接触が明らかでない部位にも皮膚炎が観察されることが特徴であり,キク(菊)皮膚炎がよく知られている[5].

最後に挙げたいのが,全身の様々な部位に皮疹が出現する接触皮膚炎の臨床型で,本邦では全身性接触皮膚炎(systemic contact dermatitis)と接触皮膚炎症候群(contact dermatitis syndrome)があるが,ICDRG 分類では systemic contact dermatitis の名称で包括されている[2][3].発症機序に違いがあり,前者は非経皮的にアレルゲンが吸収され発症し,後者は皮膚への曝露が繰り返され,全身性の皮膚炎を発症し自家感作性接触皮膚炎と同様の経過をたどる.このほかにもいくつかの臨床型が ICDRG 分類では示されているが,ここでは代表的なものについて述べた.

以上のように,アレルギー性接触皮膚炎には様々な臨床型があることを理解すると,日常の皮膚科診療のなかで様々な湿疹皮膚炎をみるなかで「もしかしたら接触皮膚炎?」としばしば想起できるようになる.この発想こそがパッチテストの有効活用につながるのではないかと思う.

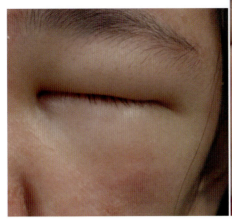
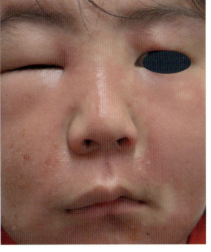

図 1. 血管浮腫疑似のアレルギー性接触皮膚炎
a：痤瘡治療薬による ADC（向所純子ほか：皮膚病診療，42(7)，2020. より引用）
b：ウルシによる ACD（自験例）

2．見落としがちな皮膚疾患治療中の接触皮膚炎

皮膚潰瘍，足白癬，酒皶様皮膚炎などの皮膚疾患では，治療中に医師自身が処方する外用薬，患者が使用している市販消毒薬や外用薬による接触皮膚炎を見落としがちであり注意する必要がある．

下腿潰瘍は様々な要因が関与し，難治で経過することの多い疾患であるが，治療中の接触皮膚炎は見逃されやすい．海外報告では，5 施設・354 例の下腿潰瘍において，潰瘍治療中に使用頻度の高い外用薬・ドレッシング剤を含むパッチテスト集積結果からは，354 例中 211 例（59.6%）が 1 つ以上のアレルゲンに陽性，平均 2.3 アレルゲンに陽性であった[6]．そのうち，68/354 例（19.2%）がドレッシング剤にも陽性であった[6]．ほかにも，6 週間以上持続する下腿潰瘍患者（平均 3.8 years；6 weeks〜40 years）の 50% が 1 つ以上のアレルゲンにパッチテスト陽性であったとする報告もある[7]．下腿潰瘍治療中に悪化因子がないにもかかわらず潰瘍が拡大悪化する場合，潰瘍周囲の皮膚に環状に紅斑や紅色丘疹が出現した場合には接触皮膚炎の可能性を考え，パッチテストを検討したい．

また，酒皶様皮膚炎（図 2：酒皶様皮膚炎を合併した ACD の 1 例）も接触皮膚炎との合併について本邦からの詳細な報告がある[8]．新潟大学の出口らの報告によると，酒皶様皮膚炎 71 例（男性 1 例，女性 70 例；年齢中央値 52 歳）中，73%（52 例）がアレルギー性接触皮膚炎の最終診断となり，原因製品は半数以上（32/52 例；61.5%）が化粧品であった[8]．このうち，ヘアカラーによるアレルギー性接触皮膚炎は 17 例，うち 10 例は持参のヘアカラーのオープンテストは陰性，Japanese

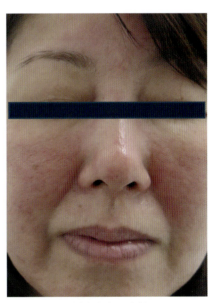

図 2．酒皶様皮膚炎に合併した ACD
パッチテストの結果，JBS 2015 でカルバミックス，パラフェニレンジアミン，チウラムミックスが陽性で，化粧パフと染毛剤が皮膚炎の悪化要因と考えた．使用を中止し，症状は軽快した．
（自験例）

表 2. パッチテストの際に注意が必要な薬剤と対処法

ステロイド外用薬	約 1 週間前から貼付部位への外用は中止する.
ステロイド内服薬	PSL 20 mg/day 以下は重要なアレルギー反応は見逃さないとされるが，結果が不確かな場合は再度パッチテストを行い確認する.
抗ヒスタミン薬	パッチテストの影響については議論が続いている. 多くは内服を中止せずに行っている.
免疫抑制剤・生物学的製剤	陽性であれば意味があるが偽陰性の可能性は否定できない. アザチオプリン，シクロスポリン，インフリキシマブ，アダリムマブ，エタネルセプト，メトトレキサート，ミコフェノール酸モフェチル，タクロリムスを服用している患者でパッチテスト陽性反応は誘発される可能性がある.

baseline series 2015(JBS 2015)やヘアカラーシリーズのアレルゲンが陽性で，ヘアカラーの中止により軽快した[8]. さらに香料による接触皮膚炎が 18 例あり，うち 8 例は持参の化粧品や香水のパッチテストは陰性，香料アレルゲンのフレグランスミックスまたはペルーバルサムが陽性で，使用中止により軽快した[8]. 酒皶様皮膚炎をみた際には，接触皮膚炎合併の可能性を考慮し積極的にパッチテストを活用するべきである.

パッチテストの準備と手順

1 人医長で行うパッチテストは，様々な職種のスタッフに協力してもらうことが無理なく効率よく行うコツと言える. 最も身近なところでは看護師である. 彼らにパッチテストの意義や有用性，日用品の基本的な貼付方法などを伝授しよう. パッチテストユニット除去時のマーキングの方法，ユニット除去後の診察前の待ち時間中に患者に痒みや皮膚炎の悪化の有無を確認してもらうことも効率化につながる. 医師とともに一緒にみて判定していくうちには，診察での判定前に「○○と△△が出ていそうです」などと教えてくれるようになる. 「見てわかる皮膚科」の面白さを最大限に活用し，スタッフを巻き込んでみよう. その他に協力を頼めるところとして薬剤部がある. 例えば，薬疹でパッチテストをする際などには，試薬の希釈濃度，使用する基剤(ワセリン，蒸留水・生理食塩水など)を伝えて作成してもらえるか相談すると，外来で自ら希釈する手間を省くことができる.

1. 説明と同意書取得

パッチテストの施行前には必ず説明と同意取得を行う. 説明・同意書は，日本アレルギー学会が作成した「皮膚テストの手引き」(https://www.jsaweb.jp/uploads/files/gl_hifutest.pdf)が学会ホームページ上で公開されており，参照可能である[9]. パッチテストは安全に施行できる検査であるが，陽性反応や刺激反応で紅斑や水疱が生じ得ることや炎症後色素沈着，色素脱失について，稀ではあるものの感作の可能性について，事前に患者の了解を得ることが必要である. また，もとの皮膚炎がパッチテストにより再燃，悪化する可能性(flare up)についても話しておく[9]. パッチテストでアナフィラキシーを起こすことはほとんどないが，稀に即時型反応を起こし得るラテックスやペニシリン系薬剤などでは報告がある[9][10].

2. 注意が必要な使用中の薬剤と注意事項 (表 2)

ステロイド外用薬は偽陰性を招く可能性があるので，貼付する予定の上背部や上腕外側の皮膚には約 1 週間前から外用は避けてもらう. 抗ヒスタミン薬内服の影響については議論が終結していないが，本邦では多くの場合で内服しながら施行されている[3][9]. ステロイド内服薬については短期で少量 PSL 20 mg/day 以下であれば問題ないとされる[2][9]. PSL 20 mg/day 以上を内服している場合には偽陰性となる可能性があるため，減量中止後に再検査を考慮するのがよい. シクロスポリンなどの免疫抑制剤，JAK 阻害薬，生物学的製剤については結論が出ていない[11]. 中止できない場合には主治医の判断で施行されるが，偽陰性の可能性は否定できず，経過から疑わしい場合には，後日薬剤が中止できたときに再度検査する. または Repeated open application test(ROAT)を行い確

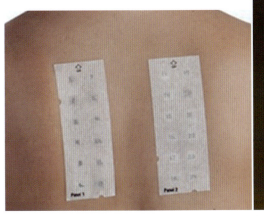
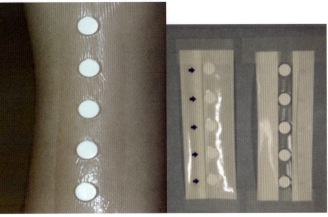

図 3. 貼付の実際
傍脊柱部を避けた上背部または上腕外側にこれらのパッチテストユニットを貼付後、さらに上から不織布テープや透明粘着フィルムなどで固定する．
a：パッチテストパネル® S. 上背部に貼付した実際の写真
b：トリイパッチテスター

認することが望ましい．

3. パッチテストの準備

準備した試薬をのせて貼付するためのパッチテストユニットは主に2種類あり、鳥居薬品から販売されているトリイパッチテスターとスマートプラクティス社のフィンチャンバーがある．トリイパッチテスターは液体でも軟膏やクリーム状のものでもそのままユニットにのせて貼付できる．フィンチャンバーは液体の場合は濾紙に浸してユニットにのせる必要があるが、ユニットに使用する量（液体15μL；ワセリン基剤では20 mg）と規定されており、世界標準で詳細に検討されている．

持参品の準備は、問診から原因として疑う製品を確認し、検査前の準備段階で、検査するべき製品の数や貼付方法を把握しておくことが必要である．皮膚に直接貼付できるものか、濃度調整が必要か判断し、製品の性状により通常の閉鎖貼付のパッチテストにするか、スクラッチ/オープンテストにするかを決めておく．

覚えておくとよい持参品のパッチテストのポイントを以下に述べる

① そのままユニットにのせて貼付する（as is）．
　（化粧水、クリーム、美容液、サンスクリーン、メイクアップ製品、処方・市販外用薬・湿布薬）
　（手袋・衣類など）：洗い流さずに使用するもの

② 点眼薬は通常のパッチテスト（PT）は出にくく、スクラッチPTが勧められる[12]．

③ 洗い流して使用する製品は1%水溶液に希釈する[13]（シャンプー、リンス、コンディショナー、トリートメント、洗顔料など）．

④ パーマ・ヘアダイ・揮発製品（香水など）：閉鎖貼付しない、オープンテストをする[13]．

⑤ 性状のよくわからない製品はむやみに貼らないことに留意したい．不適切な濃度で貼付することによる重度の陽性反応や刺激反応による潰瘍化、色素沈着を避ける．

4. 検査時の実際の手順

① パッチテストユニットにパッチテスト用試薬や持参品の調整試薬を置いて脊柱を避けた左右の背部または上腕外側に貼付する（図3）．パッチテストユニットが剥がれないように全体を通気性のあるテープで固定する．

② 貼付中は入浴は避け、過度の発汗を促す運動も控えてもらう．

③ 48時間後（貼付3日目）に1回目の判定を行う．パッチテストユニットを除去し、貼付位置を皮膚ペンやテープなどでマーキングし、ユニット除去後30〜60分待ってから、判定する．判定後、マーキングをしたまま帰宅する．シャワー浴は可とするが、擦らないように注意する．シャワー後にマーキングが消えかけている場

表 3. JBS 2015 に含まれるアレルゲン

種　類	アレルゲン
Metals(5 種)：金属	ニッケル，コバルト，金，クロム，水銀
Rubber additives(5 種)：ゴム	チウラムミックス，黒色ゴムミックス，メルカプトベンゾチアゾール・メルカプトミックス，カルバミックス
Topical drugs(2 種)：外用薬	カインミックス(局麻薬)，フラジオマイシン硫酸塩
Cosmetics・Hair dye(4 種)：化粧品・染料	ペルーバルサム，香料ミックス，PPD，ラノリンアルコール
Synthetic resins(3 種)：樹脂	ロジン，p-tert-ブチルフェノールーホルムアルデヒド樹脂，エポキシ樹脂
Preservatives(4 種)：防腐剤	チメロサール，パラベンミックス，ホルムアルデヒド，イソチアゾリノンミックス
Plants(1 種)：植物	ウルシオール

(文献 14 より筆者作成)

合は家人に上からマジックで書き足してもらう．

④72 時間後(貼付 4 日目)に 2 回目の判定を行う．本邦では 72 時間が推奨されているが，欧米では 96 時間後(貼付 5 日目)も有用とされており，患者の都合で 72 時間後が通院できないときに考慮してよい．

⑤7 日後の判定を行う．特に金属やステロイド外用薬，抗菌薬のフラジオマイシン硫酸塩などは遅れて陽性となる傾向がある．

Japanese baseline series 2015(JBS 2015)の活用

1．JBS 2015 とは？

詳細な問診は接触皮膚炎の原因を特定するためには欠かせない．しかし，慢性の経過の場合，問診だけから原因アレルゲンを推定，診断することはとても難しい．問診のなかで選択された使用製品のみを貼付するだけでは原因アレルゲンを見落とすことがある．また，製品中のアレルゲン含有量が少ない場合は偽陰性となり，原因の同定ができないことがある．このようなアレルゲンの見落としを避けるために，陽性率の高いアレルゲンのスクリーニング検査として本邦の標準アレルゲンシリーズである JBS 2015 を活用することが勧められる．

標準アレルゲンシリーズは，陽性率がおおむね 1% 以上のアレルゲンを選定している．地域や国によって生活習慣や背景が異なるため，各々の標準アレルゲンの選択内容は少しずつ異なる．本邦では最初の標準シリーズは 1994 年に選定された．

1999 年にパネルの申請が出されたが長く実現せず，その後，2008 年のスタンダードシリーズは海外の Brial 社から個人輸入で入手，2015 年 5 月に 16 年の時を経て，ようやくパッチテストパネル® S が誕生した[14]．このパッチテストパネル® S にウルシオール，塩化第二水銀を加えた合計 24 アレルゲンを Japanese standard series，その後 2019 年 11 月に欧米の呼称に合わせて Japanese baseline series 2015(JBS 2015)と改名し通称となった[14]．

JBS 2015 は 24 種類のアレルゲンで構成され，日本人の多くが日常的に曝露され，陽性率の高いもので構成されている(**表3**)[2][14]．同種の混合アレルゲン(ミックスアレルゲン)を含むため，より多くのアレルゲンについて精査できることになることも利点である(香料ミックス→頻度の高い 8 種の香料，イソチアゾリノンミックス→2 種の防腐剤，パラベンミックス→5 種の防腐剤の混合，カインミックス→3 種の局所麻酔薬，ゴム関連のミックスアレルゲン：カルバミックス，黒色ゴムミックス，メルカプトベンゾチアゾール/メルカプトミックス)．また，これらの各々のアレルゲンの陽性率は SSCI-Net を通じて，毎年，日本接触皮膚炎研究班から統計解析が発表されており，日本皮膚免疫アレルギー学会のホームページ上に公開されている[15]．JBS 2015 はアレルギー性接触皮膚炎のスクリーニング検査として有用なツールであり，「JBS 2015 + 原因の可能性が疑われる持参品を一緒に貼る」，または，慢性湿疹の経過で特に思い当たるものがないが接触皮膚炎が否定できない場合は，「JBS 2015 のみを貼付する」ことも有用

表 4. ICDRG 基準による判定基準とアレルギー反応の判定のポイント

・ICDRG*基準で+以上を陽性とする
　+：貼付部全体の浸潤を触れる紅斑，紅色丘疹，浮腫性紅斑
　上記の+の所見に小水疱が加わると++，大水疱があると+++
・紅斑という色調変化のみでなく，立体的な変化(全体に浸潤がある)が重要
・アレルギー反応(+〜+++)は，貼付部位を超えて，反応がみられることが多い
・アレルギー反応は，通常，48 時間後と比較し，72 時間後に反応が減弱しない(維持される)，または反応の増強がみられる

スコア	ICDRG 基準
−	陰性反応
+?	疑わしい反応：紅斑のみ
+	弱い(小水疱を伴わない)陽性反応：貼付部全体，またはそれを超える紅斑と浸潤
++	強い(浮腫あるいは小水疱を伴う)陽性反応：貼付部全体の，またはそれを超える紅斑，浸潤，小水疱
+++	極度(大水疱あるいはびらん)の陽性反応：周囲には貼付部を超える紅斑浸潤がある

*ICDRG : International contact dermatitis research group

であると考えられる．JBS 2015 を貼付すること
で，患者自身も気付いていない意外なアレルゲン
を検出できる可能性がある．

2．JBS 2015 の実際の使用方法

JBS 2015 は佐藤製薬のパッチテストパネル® S
に鳥居薬品のウルシオール，塩化第二水銀(パッチ
テスト試薬)を加えたものである．パッチテスト
パネル® S は ready to use の薬剤でありアルミの
ラミネートシールを除去し，皮膚に貼付，固定し
て完了する．これに，パッチテストユニットに準備
したウルシオール，塩化第二水銀，陰性コントロー
ルの白色ワセリン，蒸留水を加えたものを貼付す
ればよい．従来のように，1 つ 1 つアレルゲンをユ
ニットに準備する手間をかけずに行うことができる．

3．JBS 2015 の最近の陽性率の傾向

毎年の陽性率の推移は日本皮膚免疫アレルギー
学会のホームページでも確認することができ
る[15]．最近の傾向として，ニッケルをはじめとす
る金属の陽性率が上位を占め，上位 3 アレルゲン
は金，ニッケル，コバルトである[15]．ついで 4 位
に染毛剤のパラフェニレンジアミンとなってい
る[15]．毎年の集計結果が発表されており，これら
の情報を日本皮膚免疫アレルギー学会学術大会や
学会ホームページで入手し，実臨床での患者説明
にも役立てたい．

パッチテストの判定と評価と説明のポイント

パッチテストの判定は ICDRG 基準に従って行

う[2]（表4）．貼付部全体に浸潤を触れることが+以
上の陽性判定のポイントとなる．同じ陽性反応で
も紅斑，丘疹のみられ方などは様々であり，どの
判定にしてよいか迷うことも多い．+は貼付部全
体に浸潤を触れる紅斑または丘疹，++は+の所
見に加えて小水疱や漿液性丘疹，貼付部を超える
強い紅斑，+++は++の所見に加えて大水疱ま
たは癒合する水疱を伴う．アレルギー反応ではな
いとされる刺激反応も多様な症状を呈するため，
まずはパッチテストをやってみて，症例経験を重
ねることが慣れるための遠くて早い近道といえる
かもしれない．

さて，パッチテストは判定して終了ではなく，
むしろその後の振り返りと結果の評価・解釈が重
要である．その場合も JBS 2015 の結果があれば
患者にも説明しやすい．JBS 2015 で陽性所見が得
られたアレルゲンが持参品の成分に含まれている
か，その場合，持参品は陽性になっていなくても
含有濃度が低く偽陰性になった可能性が考えられ
る．持参品と関係のない JBS 2015 のアレルゲン
が陽性であった場合は患者の身の回りのもので見
逃しているものがないかもう一度確認してもら
う．症状とまったく関係のない JBS のアレルゲン
が出ることもあり，その場合は過去のアレルギー
症状を反映している可能性もある．

何も陽性に出なかった場合にも JBS 2015 を同
時貼付していると，シリーズに含まれる陽性率の
高いアレルゲンは陰性であることがわかり，「身

の回りでよくあるアレルゲンには反応していない」ことを患者に伝えることができる．持参品のみ施行しすべて陰性で終わるよりも有益な情報となる．

さいごに

　診療のなかでしばしばみる「経過から原因がある程度推定できる接触皮膚炎」，「一度の受診だけで治らない，または治っても再発する湿疹」，「皮膚疾患治療中で思うように改善しない場合」をみたとき，外用薬と抗ヒスタミン薬の処方だけで終わらせず，もうひとつ先の検査としてパッチテストを考えてみる．主治医からの「大変だけど，原因を調べてみませんか？」の一言が，患者との関係を変えるきっかけになるかもしれない．繰り返す湿疹皮膚炎の原因を突き止めることができれば，再来の通院回数を減らすことにもつながり，経営上のメリットにつながる可能性がある．先に述べたように，2024年6月からパッチテストの保険点数も貼付する数に応じて算定できるようになり，21か所までは16点，22か所以上は12点と加算でき，外来単価を上げることにも寄与できる．これまでは，熱心にやるほど経営を圧迫しかねない検査とも言われていたが，今こそ，パッチテストの始めどきとも言える．

　1人医長でも，グループ制でも，診察の瞬間，患者と医師は1：1の関係である．「この先生，今までとちょっと違うぞ！何か原因がわかるかもしれない．」という期待に応えるためにも，是非，皮膚科専門医のスキルの1つとしてパッチテストを習得し，より充実した診療となることを期待したい．

参考文献

1) Johanssen JD, et al：European Society of Contact Dermatitis guideline for diagnostic patch testing-recommendations on best practice. *Contact Dermatitis*, **73**：195-221, 2015.

2) 松永佳世子：第1章　接触皮膚炎とは　2接触皮膚炎の臨床像と疑うべき原因物質．接触皮膚炎とパッチテスト（松永佳世子監修）．pp.18-36, 秀潤社，2019.

3) Pongpairoj K, et al：Proposed ICDRG Classification of the Clinical Presentation of Contact Allergy. *Dermatitis*, **27**：248-258, 2016.

4) 鈴木加余子：第5章　判定　パッチテストを正しく判定するには．接触皮膚炎とパッチテスト（松永佳世子監修）．pp.90-96, 秀潤社，2019.

5) 関東裕美：【夏前に知りたい！夏の生き物による疾患のperfect cure】植物　植物による接触皮膚炎．*MB Derma*, **270**：1-5, 2018.

6) Valois A, et al：Contact sensitization to modern dressings：a multicentre study on 354 patients with chronic leg ulcers. *Contact Dermatitis*, **72**, 90-96, 2014.

7) Lossius AH, et al：Contact allergy in patients with chronic venous leg ulcers. *Contact Dermatitis*, **84**：470-472, 2021.

8) 出口登希子ほか：酒皶様皮膚炎における皮膚試験の有用性について―酒皶様皮膚炎71例の臨床検討―．日皮会誌，**126**：1717-24, 2016.

9) 日本アレルギー学会　「皮膚テストの手引き」作成委員会：皮膚テストの手引き．2021. https://www.jsaweb.jp/uploads/files/gl_hifutest.pdf

10) Daftary K, et al：Rate of Patch Testing Induced Anaphylaxis. *Dermatitis*. **34**：33-35, 2023.

11) Wee JS, et al：Patch testing in patients treated with systemic immunosuppression and cytokine inhibitors. *Contact Dermatitis*, **62**：165-169, 2010.

12) 乙竹　泰ほか：リパスジル塩酸塩水和物（グラナテック）点眼液による接触皮膚炎の1例．日皮免疫アレルギー会誌，**1**：217-212, 2018.

13) 伊藤明子ほか：第3章　パッチテストの方法　2これだけはおさえておきたいパッチテストの基本手技．接触皮膚炎とパッチテスト（松永佳世子監修），pp.61-66, 秀潤社，2019.

14) 鈴木加代子：【接触皮膚炎の最近の話題】ジャパニーズベースラインシリーズ（JBS）2015. アレルギーの臨床，**11**：947-950, 2021.

15) 一般社団法人　日本皮膚免疫アレルギー学会：Japanese baseline series 2015調査データ（アレルゲン別_陽性率）https://www.jscia.org/img/pdf/jsa2015_230804.pdf

◆特集／保存版！皮膚科1人医長マニュアル
皮膚科医ができるレーザー治療

国本佳代*

Key words：Q スイッチレーザー(Q switched laser)，色素レーザー(dye laser)，乳児血管腫 (infantile hemangioma)，毛細血管奇形(capirally malformation)，扁平母斑(nevus spilus)，太田母斑(nevus of Ota)，異所性蒙古斑(ectopic Mongolian spot)，外傷性刺青(traumatic tatoo)

Abstract 保険収載されているレーザーの適用疾患においてはその治療効果はレーザー治療に勝るものはない．皮膚科医がそれらの疾患を診る機会は多く，レーザーの適用疾患かどうかを正しく診断したうえで，治療の技術を習得しておくことは有益である．レーザー治療を始めるために，治療室のセッティングや眼の保護用の医療従事者用および患者用のゴーグル，患者の体幹の固定などの準備も必要である．血管性病変の治療とメラニン系病変の治療では使用するレーザーは異なり，保険適用疾患，治療回数や診療報酬の違いもあるため，それらの知識も診療を行ううえで重要である．実際の照射に際しては，レーザー治療の基本事項と各疾患の治療に必要な出力の判定の仕方や，治療の間隔や回数などについて症例提示のなかで具体的に記した．本稿では，レーザー治療の入門編として必要な知識を解説する．

はじめに

1人医長でレーザー治療を始める場合には，保険収載されている疾患の治療から行うことが多いであろう．レーザー治療の保険適用疾患は，血管性病変は乳児血管腫，毛細血管奇形，毛細血管拡張症，色素性病変では扁平母斑，異所性蒙古斑，太田母斑，外傷性刺青である．血管性病変にはヘモグロビンに吸収されやすい波長の色素レーザー，色素性病変に対してはメラニンに吸収される波長の Q スイッチレーザーやピコ秒レーザーを用いる．これらの疾患のレーザー治療について述べる．

総 論

1．レーザーの種類

血管性病変に対する治療には色素レーザーを用

いるが，Vbeam® Prima(シネロン・キャンデラ株式会社，米国)，VbeamⅡ(シネロン・キャンデラ株式会社，米国)，Cynergy J(サイノシュアー株式会社，米国)がある．これらのレーザーは皮膚冷却装置付きのパルス可変式色素レーザーで血管性病変の標準治療となっている．またメラニン系疾患に対する治療に用いられるレーザーは Q スイッチルビーレーザー，Q スイッチアレキサンドライトレーザー，Q スイッチ YAG レーザー，ピコ秒レーザーである．Q スイッチルビーレーザーには The Ruby Z1 Nexus(株式会社ジェイメック，日本)，The Ruby Z1(株式会社ジェイメック，日本)，Q-SW ルビーレーザー MODEL IB103(株式会社エムエムアンドニーク，日本)，NanoStar R(グンゼメディカル株式会社，日本)が販売されている．Q スイッチアレキサンドライトレーザーは ALEXⅡ(シネロン・キャンデラ株式会社，米国)(販売終了)，Q スイッチ YAG レーザーは Star-Walker(株式会社ジェイメック，日本)，ピコ秒レーザーには enLIGHTen® SR(キュテラ株式会

---

* Kayo KUNIMOTO, 〒641-8509 和歌山市紀三井寺811-1 和歌山県立医科大学皮膚科学講座，講師／同，光学的美容皮膚科講座，准教授

表 1. 保険適用レーザー機器

a. 色素レーザー

レーザー機器	波長	出力(最大)	パルス幅	繰り返し周波数	皮膚冷却
Vbeam® Prima (シネロン・キャンデラ 株式会社)	595 nm	40 J/m²(3 mm スポットサイズ) 30 J/m²(5 mm スポットサイズ) 24 J/m²(7 mm スポットサイズ) 14 J/m²(10 mm スポットサイズ) 10 J/m²(12 mm スポットサイズ) 6.25 J/m²(15 mm スポットサイズ)	0.45, 1.5, 3, 6, 10, 20, 30, 40 msec	最大 1.5 Hz	DCD
Vbeam Ⅱ (シネロン・キャンデラ 株式会社)	595 nm	15 J/m²(5 mm スポットサイズ) 15 J/m²(7 mm スポットサイズ) 10 J/m²(10 mm スポットサイズ) 7 J/m²(12 mm スポットサイズ)	0.45, 1.5, 3, 6, 10, 20, 30, 40 msec	最大 1.5 Hz (エネルギー設定 値により異なる)	DCD
Cynergy J (サイノシュアー株式会社)	595 nm	16 J/m²(5 mm スポットサイズ) 15 J/m²(7 mm スポットサイズ) 10 J/m²(10 mm スポットサイズ)	0.5, 2, 6, 10, 20, 40 msec	最大 2 Hz	Air Cooling

b. Q スイッチレーザー

	レーザー機器	波長	出力	パルス幅	繰り返し周波数
ルビー レーザー	The Ruby Z1 Nexus (株式会社ジェイメック)	694 nm	Q スイッチ発振時　2〜10 J/cm² ノーマルパルス発振時　10〜40 J/cm²	20 nsec 300 μsec	最大 1.75 Hz 0.5 Hz
	The Ruby Z1 (株式会社ジェイメック)	694 nm	3〜10 J/cm²(Q スイッチ発振)	20 nsec	最大 1.25 Hz
	Q-SW ルビーレーザー MODEL IB103 (株式会社エムエムアンドニーク)	694 nm	3〜10 J/cm²(Q スイッチ発振)	20 nsec	最大 2 Hz
	Q-SW ルビーレーザー MODEL IB101 (株式会社エムエムアンドニーク)	694 nm	Q スイッチ発振時　3〜10 J/cm² 200 μsec 発振時　10〜40 J/cm²	20 nsec 200 μsec	最大 1.25 Hz
	NanoStar R (グンゼメディカル株式会社)	694 nm	1.5〜9 J/cm²(Q スイッチ発振)	30 nsec	最大 2 Hz
YAG レーザー	StarWalker (株式会社ジェイメック)	532 nm 1064 nm	5.6 J/cm²(2 mm スポットサイズ) 12.7 J/cm²(3 mm スポットサイズ)	5 nsec	最大 15 Hz

　Q スイッチアレキサンドライトレーザーは ALEX Ⅱ (シネロン・キャンデラ株式会社)があるが，現在は販売が終了している.

c. ピコ秒レーザー

レーザー機器	媒質	波長	出力(最大)	パルス幅	繰り返し周波数
enLIGHTen® SR (キュテラ株式会社)	Nd:YAG	532 nm 1064 nm	2.5 J/cm²	750 ps	10 Hz
enLIGHTen® Ⅲ (キュテラ株式会社)	Nd:YAG	532 nm 670 nm 1064 nm	3.0 J/cm²	750 ps 2ns(ダブルパルス)	10 Hz
PICOSURE®pro (サイノシュアー株式会社)	アレキサンドライト	755 nm	6.37 J/cm²	500〜900 ps	最大 10 Hz
PICOSURE® (サイノシュアー株式会社)	アレキサンドライト	755 nm	6.37 J/cm²	550〜900 ps	最大 10 Hz
PicoWay (シネロン・キャンデラ株式会社)	Nd:YAG	532 nm 730 nm 1064 nm	6.25 J/cm² 6.25 J/cm² 12.5 J/cm²	294 ps 246 ps 339 ps	最大 10 Hz
PQX Pico Laser (株式会社ジェイメック)	Nd:YAG	532 nm 1064 nm	2.8 J/cm² 7.6 J/cm²	350 ps	最大 10 Hz

表 2. リドカイン・プロピトカイン配合剤クリームの使用量

月　齢	体　重	最大塗布量	最大塗布時間
0〜2 か月	―	1 g	60 分
3〜11 か月	5 kg 以下	1 g	60 分
	5 kg 超	2 g	60 分
1〜14 歳	5 kg 以下	1 g	60 分
	5 kg 超 10 mg 以下	2 g	120 分
	10 kg 超	10 g	120 分
成　人	―	10 cm² あたり 1 g, 最大 10 g	120 分

社，日本)，enLIGHTen® Ⅲ(キュテラ株式会社，日本)，PICOSURE®pro(サイノシュアー株式会社，米国)，PICOSURE®(サイノシュアー株式会社，米国)，PicoWay(シネロン・キャンデラ株式会社，米国)，PQX Pico Laser(株式会社ジェイメック，日本)などがある(表 1).

2．レーザー治療を始める時の準備

保険収載されている疾患の治療は乳幼児や小児が対象である場合が多い．

レーザー照射を安全に行うためには，① レーザーを施術する部屋のセッティング，② 治療に伴う痛みを和らげること，③ 四肢，体幹の固定をしっかり行うこと，④ 眼球の保護が大切となる．

① レーザーを施術する部屋のセッティング

医療用のレーザー機器は日本産業規格が定める安全基準において，クラス 4 に分類されている．クラス 4 レーザーとは，レーザー光の拡散反射による露光でも人体に危険な障害を起こす可能性があり，眼障害，皮膚障害，火災発生の危険性のあるレーザーと定義されている．レーザー治療を行う部屋は管理区域となるため，部屋の内外に標識を掲示し，部屋に入室しているすべての人に使用するレーザーに適したゴーグルを装着させる．窓や入口に遮光カーテンを設置し，レーザー光が外部に漏れないようにする[1]．

② 局所麻酔

皮膚レーザー照射療法時の疼痛緩和の目的の局所麻酔として使用されるのはリドカインテープやリドカイン・プロピトカイン配合剤クリームである．

リドカインテープは年齢によって使用枚数に

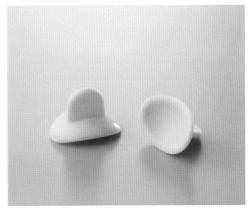

図 1. コンタクトシェル
(高研，医療機器サイトより)

制限があり，3 歳以下では 2 枚，4 歳〜5 歳では 3 枚，6〜7 歳は 4 枚，8〜9 歳は 5 枚，10 歳以上は 6 枚となっている．いずれの年齢でも貼付時間は約 60 分である．

リドカイン・プロピトカイン配合剤クリームは患部に塗布して密封療法(occlusive dressing technique：ODT)を行う．年齢と体重により最大塗布量が決められており，塗布時間についても上限がある(表 2)．

③ 四肢，体幹の固定

乳幼児の場合は，大きめのタオルに患児を仰臥位で寝かせ，上肢を体幹に沿わせて下肢を伸展させた状態で四肢・体幹を隙間なく巻くことで固定できる．小児用の抑制帯がある場合はタオルを巻いた上に使用してもよい．

④ 患者の眼の保護

眼瞼部の治療では，コンタクトシェルを用いる(図 1)．眼瞼部の治療以外でも散乱光や眼瞼部へ

の誤照射を避ける目的で保護用のゴーグルを装着させる．乳幼児や小児の場合は通常サイズのゴーグルでは隙間が空き適切に保護できないため，テープ式のアイガードで覆うか，眼の保護のためだけの介助者を確保して閉眼させてガーゼなどでしっかりと眼瞼部の保護を行う．

3．レーザーの基本手技

(1)**レーザー前の準備物品**：治療開始前に，患部の大きさに合わせたガーゼ，ワセリンまたはステロイド軟膏，アイスパックを用意する．レーザー照射後にステロイド軟膏の外用は必須ではないが，筆者はレーザー照射直後の疼痛や発赤，瘙痒感の軽減目的で strongest クラスのステロイド軟膏を照射直後のみ使用している．アイスパックについては，筆者の施設では水道水で濡らしたガーゼをラップフィルムに包み冷凍し，軟膏を塗布したガーゼの上に貼付することで冷却を行っている．10分ほどで冷凍したガーゼは溶けるため，患者自身で除去して廃棄してもらう．

(2)**レーザーの準備**：診察が始まる前にレーザーの電源を入れて立ち上げておく．

(3)**患者の準備**：適切な体位をとり，小児などで体幹の固定が必要な場合は固定する．眼瞼周囲の病変の場合は眼球の保護のためにコンタクトシェルを挿入，それ以外はゴーグルやガーゼなどで眼球を保護する．

(4)**レーザーの条件を設定する**

(5)**出力の判断**

①1発，必ず試し打ちを行う．
　レーザー，冷却装置がある場合は冷却が正しく照射されるかを確認する．

②患部の目立たないところに1発照射し，適切な出力かどうか判断する．

(6)**照射を行う**：ベッドの高さを調整し，術者の安定する姿勢をとる．常に照射面に垂直にレーザーが当たるように調整する．

レーザー光の出力は中央が高く，辺縁は低いという特徴があり，20〜50％の重ね打ちをすることで均一に照射することができる．ただし，術者が慣れていない場合や初回治療の場合には20％程

度の重ね打ちにしておくほうが水疱形成などのリスクが少なくなる．

レーザー照射後にはワセリンまたはステロイド軟膏を塗布し，ガーゼを貼付後，アイスパックや凍らせたガーゼなどで数分間冷却を行う．乳幼児でガーゼを嫌がる場合は無理に貼付しなくてもよい．

(7)**術後管理**：シャワーは施術当日から可能だが，こすらないように指導する．自宅では1週間程度ワセリンを塗布するように指導する．1週間後に来院を指示し，上皮化がみられれば，サンスクリーン剤などでの患部の遮光を開始する．1か月後にも診察し，色素沈着の合併症などについて確認し，遮光の指導を徹底する．3か月後に再診し，レーザー照射が必要かを判断する．日焼けや色素沈着などがある場合には照射を延期し，治療効果がある場合には治療を継続する．効果がはっきりしない場合は設定を変更して試験照射を行い，2〜3か月後に効果判定し，照射を継続するか検討する．治療効果がない場合には治療を中止し，経過観察とする．

各　論

皮膚レーザー治療の生体作用は主に光熱作用と光機械的作用である．パルス幅が短いほど光機械的作用が強く，長いほど光熱作用が強くなる．

レーザーを用いて正常部に熱障害を及ぼさずに病変を選択的に破壊するためには，熱エネルギーがターゲットに限局される必要がある．熱緩和時間(thermal relaxation time：TRT)はレーザーで発生した熱エネルギーの半分が周囲組織に伝わる時間と定義されており，血管やメラニンを選択的に破壊するためにはこれらの熱緩和時間よりも短い時間で照射を終了する必要がある．これを選択的光加熱分解(selective photothermolysis)[2]と呼び，レーザー治療を行ううえで重要な概念である．血管もメラニンも大きさによるが，血管は毛細血管程度であれば約1ミリ秒，メラニンは50〜500ナノ秒である．

レーザー治療の一般的な合併症は，照射時の疼痛，水疱，血疱，びらん，痂皮，紫斑，色素沈着，

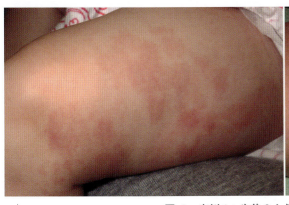 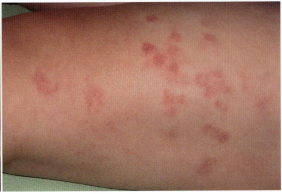

図 2. 症例 1：生後 3 か月，女児．毛細血管奇形
a：左大腿外側に濃淡を伴う淡い紅斑局面を認める．
b：Vbeam 7 mm spot, 3 msec, エネルギー密度 10〜12 J/cm², DCD 30/20 で 3 か月間隔で 10 回照射後．淡い紅斑は消退しているが一部やや濃くなって残存している．

色素脱失，瘢痕などがあるため，治療前に十分な説明と同意の取得を行う．

保険収載されている疾患に対する治療について，各疾患の症例提示を行いながら解説する．

1．色素レーザーを用いる疾患

色素レーザーはヘモグロビンの吸収が高いため，血管性病変に使われている．595 nm が標準波長となっている．

色素レーザーが用いられる保険収載されている疾患は毛細血管奇形，毛細血管拡張症，乳児血管腫であり，いずれの疾患も治療の回数制限はないが，保険診療点数の算定は 3 か月に 1 回となっている．色素レーザー照射療法の基本点数は 2,170 点で，照射面積が 10 cm² を超えた場合は，10 cm² またはその端数を増すごとに所定点数に 500 点を加算する．ただし，8,500 点の加算を上限とする．また，3 歳未満の乳幼児に対して皮膚レーザー照射療法を行った場合には 2,200 点を所定点数に加算する．

a）毛細血管奇形

毛細血管奇形は進行性で完治が難しい疾患である．病変部は年齢とともに色調が濃く，暗紫色調となり肥厚して腫瘤を形成する傾向がある[3]．治療の目的は見た目を改善することであり，一旦改善がみられたとしても色調の再燃があれば治療を繰り返す必要がある[4]．

レーザーの設定は，小さい血管は短い照射時間，大きい血管は長い照射時間で設定し，照射後に灰白色とならずに紫斑ができる出力が適切である．照射後紫斑が消失するのに 1 週間程度かかることを説明しておく．

＜症例 1＞生後 3 か月，女児（図 2）

出生時より存在する左大腿部の毛細血管奇形．
色素レーザー（Vbeam，シネロン・キャンデラ株式会社），7 mm spot, 3 msec, 出力 10〜12 J/cm², DCD 30/20 で 3 か月ごとに計 10 回の照射を施行した．紅斑の範囲は縮小しているが，一部残存している．

＜症例 2＞70 歳代，男性（図 3）

出生時より右頬部に毛細血管奇形を認めた．毛細血管奇形に腫瘤形成を認めたため受診した．
Vbeam（シネロン・キャンデラ株式会社），7 mm spot, 3 msec, 出力 10〜12 J/cm², DCD 30/20 で 3 か月ごとに計 8 回の照射を施行し，患者の満足が得られたため一旦治療を終了した．

b）毛細血管拡張症

明らかに毛細血管が拡張している症例に行う．パルス幅が長い（10〜20 msec）ほうが，紫斑形成が少ない．照射回数は 3 か月間隔で 2〜3 回の治療で効果がみられる．

＜症例 3＞54 歳，女性．右頬部のクモ状血管腫（図 4）

VbeamⅡ（シネロン・キャンデラ株式会社），7 mm spot, 20 msec, 出力 8〜9.5 J/cm², DCD 30/20 で 3 か月ごとに計 3 回の照射を施行し，

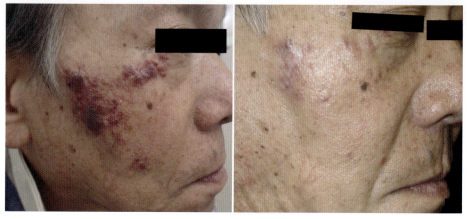

図 3. 症例 2：70 歳代，男性．毛細血管奇形
a：出生時より右頬部に紅斑を認めていたが，加齢に伴い隆起を認める．
b：Vbeam 7 mm spot, 3 msec, エネルギー密度 10～12 J/cm², DCD 30/20 で 3 か月間隔で 8 回照射後．隆起も紅斑もほぼ消失した．

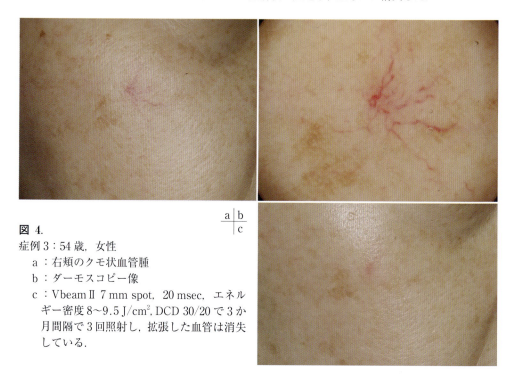

図 4.
症例 3：54 歳，女性
a：右頬のクモ状血管腫
b：ダーモスコピー像
c：VbeamⅡ 7 mm spot, 20 msec, エネルギー密度 8～9.5 J/cm², DCD 30/20 で 3 か月間隔で 3 回照射し，拡張した血管は消失している．

毛細血管拡張は改善した．

c）乳児血管腫

　乳児血管腫の治療の目的は，消退後の瘢痕をできるだけ少なくすることであり，増殖期にレーザーを照射してもすぐに治療効果が現れるわけではない．

　局面型，小さな腫瘤型はレーザー治療の良い適用であるが，中～大型の腫瘤型，混合型においてはレーザーの治療効果は低くなるため，プロプラノロール治療の併用を検討する．眼瞼や鼻孔近傍，耳介，陰部などの乳児血管腫についてもプロプラノロールの導入を検討する．皮下型の場合はレーザー治療の適応はない．

　パルス幅は 3～20 ミリ秒，出力は紫斑を形成しない程度（6.5～11 J/cm²）で照射する．重ね打ちをする場合は 20％程度に留める．

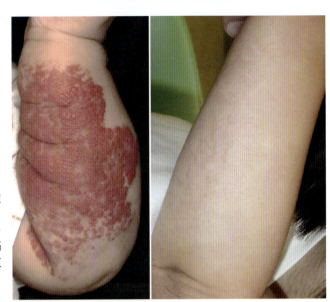

図 5.
症例 4：2 か月，男児
　a：左前腕内側に広範囲に局面型乳児血管腫を認める．
　b：Vbeam 7 mm spot, 20 msec, エネルギー密度 8〜10 J/cm^2, DCD 30/20 で 3 か月間隔で 6 回照射後．乳児血管腫は平坦化し瘢痕も目立たない．毛細血管拡張が残存する．

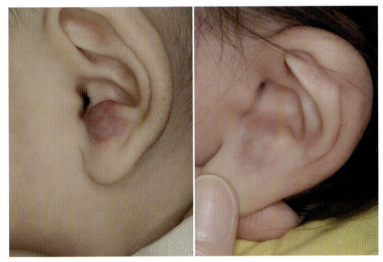

図 6．症例 5：2 か月，男児
　a：左耳の隆起型乳児血管腫
　b：Vbeam 7 mm spot, 20 msec, 出力 8〜10 J/cm^2, DCD 30/20, 3 か月間隔で 4 回の照射後．瘢痕を残すが色調は改善している．

＜症例 4＞2 か月，男児．左前腕局面型乳児血管腫（図 5）

出生時には点状の紅斑であったが，次第に軽度の隆起を伴い局面を形成した．

Vbeam（シネロン・キャンデラ株式会社），7 mm spot, 20 msec, 出力 8〜10 J/cm^2, DCD 30/20 で 3 か月間隔で計 6 回の照射を施行した．照射初回より色調の消退と隆起部の平坦化がみられ，色調が淡くなっていくに従い，0.5 J/cm^2 ずつ出力を上げて照射した．軽度の毛細血管拡張を残したが，乳児血管腫はほぼ消失した．

＜症例 5＞2 か月，男児．左耳介隆起型乳児血管腫（図 6）

生後 2 週間で左耳介の紅斑が出現し，徐々に隆起を伴った紅色の腫瘤を形成した．

Vbeam（シネロン・キャンデラ株式会社），7 mm spot, 20 msec, 出力 8〜10 J/cm^2, DCD 30/20 で 3 か月間隔で計 4 回の照射を施行した．

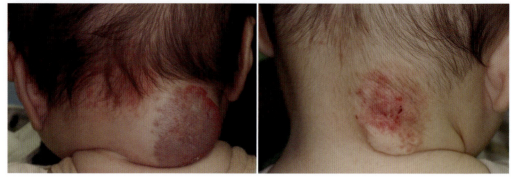

図 7. 症例 6：3 か月，女児　　a｜b
a：右後頸部の混合型乳児血管腫．皮下の乳児血管腫が大きく，急速に増大傾向を示した．
b：プロプラノロール内服 9 か月後．皮下の腫瘤は縮小し，瘢痕化しているが，局面型の部分は毛細血管拡張の残存がある．

表 3. 保険収載されているレーザーの適用と治療回数

	制限なし	2 回まで	5 回まで
色素レーザー	毛細血管奇形 乳児血管腫 毛細血管拡張症		
（Q スイッチ）ルビーレーザー		扁平母斑 ベッカー母斑	太田母斑 異所性蒙古斑 外傷性刺青
Q スイッチアレキサンドライトレーザー	太田母斑 異所性蒙古斑 外傷性刺青		
Q スイッチ YAG レーザー	太田母斑 異所性蒙古斑 外傷性刺青		
ピコ秒レーザー（Q スイッチアレキサンドライトレーザー，YAG レーザーとして）	太田母斑 異所性蒙古斑 外傷性刺青		

＜症例 6＞混合型・皮下型 3 か月，女児．（**図 7**）

急速に増大傾向のある後頸部の混合型乳児血管腫であり，当科外来受診後早急にプロプラノロールを導入した．筆者の施設では小児科と連携し，小児科病棟に入院の上でプロプラノロール導入パスを用いて，1 mg/kg から開始し副作用をチェックしながら漸増，3 mg/kg まで増量して問題なければ退院とし，約 1 年間の内服を治療期間としている．皮膚病変がある場合には色素レーザーの照射を併用する[5]．

皮膚に病変のない皮下型の乳児血管腫にはレーザー照射療法ではなく，プロプラノロール内服の適応である．エコー検査や MRI 画像により診断が確定されれば，プロプラノロールの導入を検討する．

2．Q スイッチレーザー，ピコ秒レーザーを用いる疾患

Q スイッチレーザーやピコ秒レーザーはメラニンへ吸収され，さらに血管の障害を起こしにくい（酸化ヘモグロビンに吸収されくい）波長をもつため，メラニン系の疾患の治療に用いられる．

保険収載されている疾患は扁平母斑，太田母斑，異所性蒙古斑，外傷性刺青である．レーザーの種類により適用疾患に違いがあることと治療回数の制限があることに注意が必要である（**表 3**）．

保険点数は照射面積により定められており，4 cm² 未満は 2,000 点，4 cm² 以上 16 cm² 未満は 2,370 点，16 cm² 以上 64 cm² 未満は 2,900 点，64 cm² 以上は 3,950 点である．3 歳未満の乳幼児に対し皮

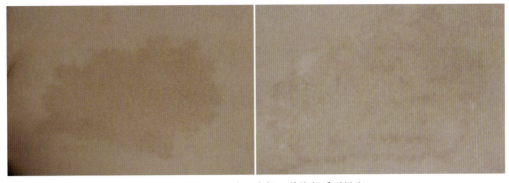

図 8. 症例 7：8 歳，女児．前胸部扁平母斑
a：出生時から存在する右前胸部の褐色斑．色調は均一で濃淡不正はなく，境界明瞭である．
b：テスト照射後，効果ありと判定し全体に照射した．

膚レーザー照射療法を行った場合には，2,200 点を所定点数に加算する．診療点数の算定は 3 か月に 1 回である．

照射直後に，照射部に軽度から中等度の白色〜灰白色変化を起こす出力で照射する．

a）扁平母斑・ベッカー母斑

扁平母斑とベッカー母斑に適応のあるレーザーは Q スイッチルビーレーザーおよびルビーレーザーのみであり，同一部位に対して初回治療を含め 2 回を限度として算定できる．

扁平母に対するレーザー治療の有効性は 2 割程度と低く[6)7)]，照射部位がレーザー照射により濃くなる場合や，短期的には効果を認めても再発する症例が多いため，患者に十分に説明する．治療に際しては目立ちにくい部位での小範囲で試験照射を行い，有効性について評価してから治療開始することが望ましい．照射は 3 か月以上の間隔をあける．ベッカー母斑も同様だが，思春期に主に片側の今日背部から上腕に出現する褐色斑で，多毛を生じることが多い．脱毛レーザーを併用することもあるが，保険適用はない．

＜症例 7＞8 歳，女児．前胸部扁平母斑（図 8）

Q スイッチルビーレーザー（The Ruby Z1，株式会社ジェイメック）5 mm spot，4 J/cm² で病変の右側の 1 cm 幅程度を試験照射し，3 か月後の判定では効果ありと判断したため全体に照射した．照射部の茶褐色斑は改善し，周囲とほぼ同程度の色調となった．

＜症例 8＞3 歳，女児．右上腕内側扁平母斑（図 9）

Q スイッチルビーレーザー（The Ruby Z1，株式会社ジェイメック）5 mm spot，4 J/cm² でテスト照射をしたが，照射後 3 か月で色素の増強を認めたため，全体への照射は行わなかった．8 か月後には色素沈着は改善し，治療前の色調と同等となったが，レーザー照射は無効と判断し，治療は継続しなかった．

b）太田母斑

早期の治療が有効であるが，生後に範囲の拡大や色調が濃くなる場合があるので，3〜6 か月経過観察をする．上下眼瞼を含む範囲に色素斑がある場合には筆者の施設では 1 歳前後に全身麻酔下で照射を行っている．太田母斑はレーザー治療の有効性が高いことが報告されている[8)]．思春期にも色素が増強することがあることを説明する．

＜症例 9＞4 か月，女児（図 10）

1 歳時に全身麻酔下で Q スイッチアレキサンドライトレーザー（ALEX，シネロン・キャンデラ社）を出力 5 J/cm² で照射した．以降 3〜6 か月間隔で計 3 回照射し，青色斑はほぼ消失した．

c）異所性蒙古斑

濃い色調のものが治療対象となり，幼小児では自然軽快が見込める程度の色調が治療目標である．過度の照射治療は色素脱失や炎症後色素沈着のリスクが高いため，できるだけ低い出力で慎重に治療を行う[9)]．3〜6 か月間隔で 2〜3 回の照射が治療の目安である．異所性蒙古斑については完全

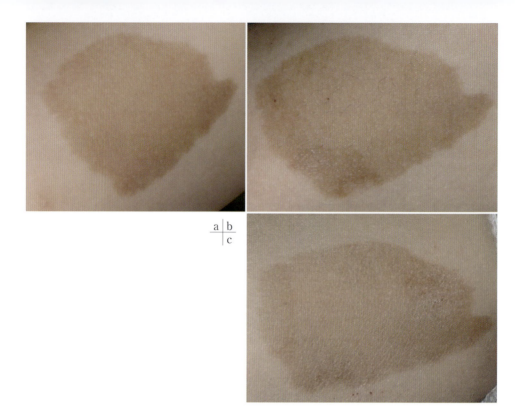

図 9. 症例8：3歳，女児．右上腕内側扁平母斑
a：出生時から存在する右上腕内側の褐色斑．辺縁は平滑で色調は均一．
b：色素斑の内側の一部をQスイッチルビーレーザー(The Ruby Z1, ジェイメック)5 mm spot，4 J/cm²でテスト照射3か月後．レーザー照射部に色素沈着がみられたため全体への照射は行わず，経過観察とした．
c：テスト照射8か月後．色素沈着は改善しているが照射しなかった部位と比べて同等と判断し，レーザー照射は中止とした．

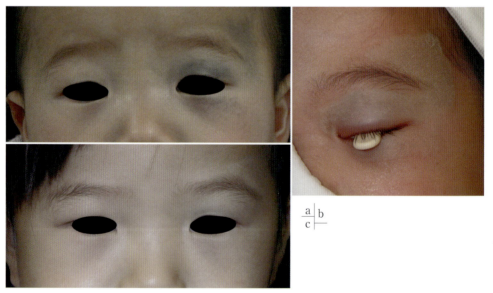

図 10. 症例9：4か月，女児
a：出生時より左上眼瞼，左下眼瞼，左前額部に青色斑を認める．
b：1歳時に全身麻酔下でQスイッチアレキサンドライトレーザーを照射密度5 J/cm²で照射した．写真はコンタクトシェルを挿入し，Qスイッチアレキサンドライトレーザーを照射した直後．
c：3〜6か月間隔で3回照射し，青色斑はほぼ消失した．

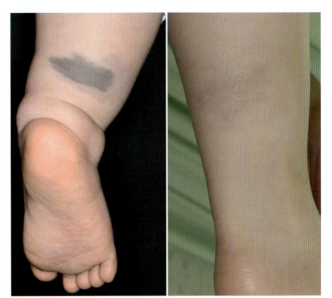

図 11.
症例 10：4 か月，男児．異所性蒙古斑
　a：右下腿後面の青色斑で色調は濃い．その周囲には淡い青色斑もみられる．
　b：濃い青色斑にのみ Q スイッチルビーレーザーで照射密度 3 J/cm², 6 か月間隔で 3 回の照射を行い，軽度の色素沈着を残して消退した．

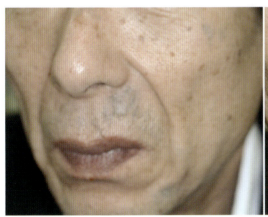
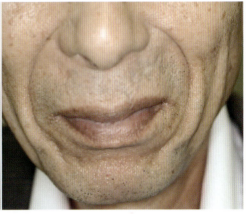

a|b　　　図 12．症例 11：64 歳，男性
　a：左鼻下，左下顎部に外傷性刺青を認める．
　b：Q スイッチアレキサンドライトレーザー，照射密度 5.5 J/cm², 3 か月間隔で 2 回の照射を行い青色は淡くなったが，白色瘢痕は残存する．

な色調の消失を目標とせず，自然消退ができる程度の色調まで改善させる．

＜症例 10＞4 か月，男児（図 11）

右下腿後面の異所性蒙古斑であるが，色調は淡い青色斑の上に濃いものが重なっている．治療の対象となるのは濃い青色斑であり，その部位に Q スイッチルビーレーザーで出力 3 J/cm², 6 か月間隔で 3 回の照射を行い，軽度の色素沈着を残して消退した．

d）外傷性刺青

外傷後にアスファルトや砂など主に炭素系の異物が皮下に迷入し上皮化すると，青色調の創痕となる．鉛筆の芯などの色素顆粒の大きな例では効果が不十分になることが多いとの報告もある[10]．レーザー治療で色調が改善しても瘢痕は残存する．

＜症例 11＞64 歳，男性（図 12）

溝に転落し顔面に挫滅創を受傷．その際アスファルトが皮内に残存し外傷性刺青となった．受傷後 1 年経過し，レーザー治療を開始した．Q スイッチアレキサンドライトレーザー，出力 5.5 J/cm², 3 か月間隔で 2 回の照射を行い，外傷性刺青の色調は改善したが，白色瘢痕は残存している．

照射前には瘢痕の治療にはならないことを説明しておく必要がある.

おわりに

　レーザー治療の適用疾患に対してはレーザー治療に勝るものはなく，その治療の原理や施術法の知識を習得しておくことはレーザー治療を開始するためには必須である.

　レーザー治療を安全に行うには事前の準備が必要不可欠であり，コメディカルとの連携も重要である. 診断を正しく行い，適応を見極めて十分に患者への説明を行ったうえで治療を開始することが望ましい. 本稿では具体的な症例を提示してレーザー治療の経過を記した. 1人医長の先生方の参考になれば幸いである.

文　献

1) 佐藤俊一ほか：レーザー医療の基礎と安全（日本レーザー医学会編），アトムス, pp. 85-89, 2016.
2) Anderson R, et al：Selective Photothermolysis：Precise Microsurgery by Selective Absorption of Pulsed Radiation. *Science*, **220**：524-527, 1983.
3) Van Drooge AM, et al：Hypertrophy in port-wine stains：prevalence and patient characteristics in a large patient cohort. *J Am Acad Dermatol*, **67**：1214-1219, 2012.
4) Huikeshoven M, et al：Redarkening of port-wine stains 10 years after pulsed-dye-laser treatment. *N Engl J Med*, **356**：1235-1240, 2007.
5) 馬場直子：乳児血管腫に対するレーザー治療とプロプラノロール内服療法の併用. 日レ医誌, **43**：285-292, 2023.
6) 王丸陽光ほか：【形成外科領域におけるレーザー・光・高周波治療】扁平母斑のレーザー治療. PEPARS, **111**：41-48, 2016.
7) 大城貴史ほか：【皮膚のレーザー治療のコツ】扁平母斑. PEPARS, **7**：23-28, 2006.
8) Kono T, et al：A retrospective study looking at the long-term compilications of Q-switched ruby laser in the treatment of nevus of Ota. *Lasers Surg Med*, **29**：156-159, 2001.
9) 長濱通子：太田母斑・異所性蒙古斑に対するレーザー治療, *BEAUTY*, **2**：6-13, 2019.
10) 宮本　洋ほか：Qスイッチアレキサンドライトレーザーを用いた外傷性刺青の治療経験. 皮膚臨床, **39**：299-301, 1997.

Monthly Book

デルマ Derma.

No.353
2024年10月増大号

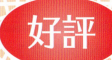
好評

皮膚科 アンチエイジング外来

編集企画 森脇真一（大阪医科薬科大学教授）

定価 5,610 円（本体 5,100 円＋税）
B5 判・188 ページ

美容皮膚医療に関わる すべての方におすすめしたい1冊！

美容皮膚医療の最新の現状から、皮膚アンチエイジングのための検査・評価、各治療法や予防・ケアまで徹底的に解説。診療のコツや、治療中に注意したいポイントまで詳しくまとめました！

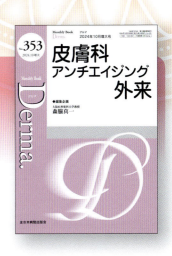

Contents

Ⅰ．総論
　美容医療で使用する機器の基礎・原理と安全管理
　美容皮膚科治療におけるカウンセリングのコツ
　美容皮膚科をめぐる消費者保護、法律
　美容医療と訴訟

Ⅱ．検査、評価
　機器等を用いた肌評価

Ⅲ．治療、各論
　AGA に対する薬物療法, LED 治療
　シワに対する高周波 HIFU 治療
　　クリニックで使う適応と実践
　シミに対するレーザー治療
　肝斑治療①―私はこうしている―
　肝斑治療②―私はこうしている―
　フラクショナル CO_2 レーザーを用いた
　　痤瘡後の萎縮性瘢痕治療

　光治療による皮膚アンチエイジング
　脱毛レーザーの適応と実践
　注入剤を用いた皮膚アンチエイジング
　トレチノイン外用による皮膚アンチエイジング
　美白剤によるシミ治療
　ケミカルピーリングの適応と使用薬剤
　幹細胞を用いた皮膚アンチエイジング
　ドクターズコスメと皮膚アンチエイジング
　赤ら顔（酒皶）、毛細血管拡張症に対する
　　レーザー治療・IPL 治療

Ⅳ．予防、ケア
　加齢に伴うドライスキン対策、スキンケア
　光老化進行予防のためのサンケア

全日本病院出版会　〒113-0033 東京都文京区本郷 3-16-4　Tel：03-5689-5989
www.zenniti.com　　　　　　　　　　　　　　　Fax：03-5689-8030

◆特集/保存版！皮膚科1人医長マニュアル
陰圧閉鎖療法をやってみよう

山村美華*

Key words：陰圧閉鎖療法(negative pressure wound therapy：NPWT)，創面環境調整(wound bed preparation)，湿潤環境下療法(moist wound healing)，TIME 理論(TIME concept)

Abstract 陰圧閉鎖療法(NPWT)は，創面にスポンジ状のフォームを当て，フィルムドレッシングで密閉し，陰圧にすることで創傷治癒を促進する治療法で，創部を縮小させ，滲出液を吸収し，血管新生や肉芽形成を促進させることができる．2020年から在宅使用も可能となり，実臨床の現場での需要が高まっている．創傷の治癒過程は炎症期，細胞増殖期，成熟期・再構築期の3相に分けられ，慢性皮膚創傷の治癒には「組織(T)」，「感染/炎症(I)」，「湿潤(M)」，「創縁(E)」の4つの因子を管理するTIME理論に基づいた評価と治療が重要である．NPWTの実施には専用機器や手作りの方法があり，創部のデブリードマン後にスポンジを密着させ，フィルム材で密閉する．創部に感染がある場合や壊死組織が残っている場合，NPWTは禁忌である．使用中は陰圧の維持や感染の有無に注意が必要である．本稿では皮膚科1人医長として勤務する際に必要となるNPWTの知識と実践的な運用について解説する．

はじめに

皮膚科医を長年勤めていると，しばしば皮膚科1人医長として勤務する機会があると思われる．様々な皮膚疾患を1人で対応するのは，大変であるが，同時にやり甲斐があることでもある．難治性の褥瘡，熱傷や外傷などによる皮膚潰瘍の治療は，1人皮膚科医の腕の見せ所でもあり，遭遇する患者も比較的多く，治癒までに時間がかかることがある．今回，1人でも出来る皮膚科的手技の特集のなかで，是非身に着けておきたい陰圧閉鎖療法について，その論理と実際の運用について概説する．

陰圧閉鎖療法の概要

陰圧閉鎖療法(negative pressure wound therapy：NPWT)は，創面にスポンジ状のフォームを当てた上に，フィルムドレッシングで創部を密閉し，持続的あるいは間歇的に陰圧にすることで創傷治癒を促進する治療法である[1)2)]．密閉した創部を陰圧にすることで物理的に創部を縮小させ，滲出液を吸収して創面を適度な湿潤環境に保ち，創部周囲の浮腫を軽減する．また同時に細胞に物理的な伸張刺激を与えることで，サイトカインなどを介して血管新生や肉芽形成を促進することができる[3)]（**図1**）．

2010年に本邦で保険収載されたあと，NPWTは褥瘡をはじめ，糖尿病性足潰瘍などの難治性創傷，開放骨折の初期治療，術後離開創や人工心臓ドライブライン感染など，皮膚科，形成外科，整形外科領域などを中心に多くの疾患に応用された[4)]．2017年には本邦初となる洗浄機能を有するNPWTが登場し，従来治療では奏効しない，あるいは局所感染および汚染の疑いのある難治性創傷にも適応が拡大された．さらに，2020年の診療報酬改定で在宅での使用が新設されたため，今後さらなる需要が期待されている．

---

* Mika YAMAMURA，〒820-0076 飯塚市太郎丸265 福岡県済生会飯塚嘉穂病院，皮膚科部長

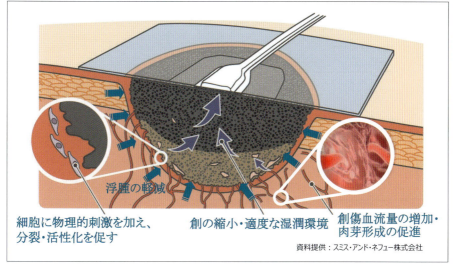

図 1. 陰圧閉鎖療法の作用機序

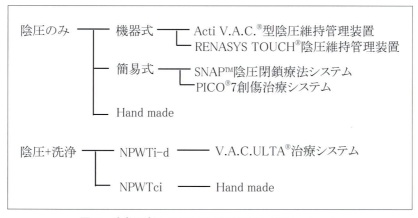

図 2. 本邦で行われている NPWT のバリエーション

　本邦で使用されている NPWT の種類を図 2 に示す．NPWT は，専用の機械を用いて行う方法（3M 社 Acti V. A. C.®型陰圧維持管理装置やスミス・アンド・ネフュー社の RENASYS TOUCH® 陰圧維持管理装置や PICO® 7 創傷治療システムなど）と，hand made で吸引器と吸引チューブを用いて組み立てる方法がある．また，NPWTi-d（negative pressure wound therapy with instillation and dwelling）は，専用の機械を用いて創部に洗浄液の注入を行い浸漬させて吸引する方法であり，3M 社の V. A. C. ULTA® 治療システムを使用している．NPWTci（negative pressure wound therapy with continuous irrigation）は，吸引器と吸引チューブ，輸液セットを用いて組み立てた 24 時間持続洗浄型 NPWT である[5]．いずれも専用の機械を用いる場合は保険診療となり，治療開始日より原則 3 週間，特別に必要と認められた場合は 4 週間実施可能となる．

創傷の治癒過程と TIME 理論

　NPWT の作用機序を理解するには，創傷治癒過程を考える必要がある[6]．創傷の治癒過程は，炎症期，細胞増殖期，成熟期・再構築期の 3 相に分けられる（図 3）．これらの皮膚創傷の治癒過程が何らかの理由で阻害されると慢性皮膚創傷となる．
　慢性皮膚創傷の創傷治癒促進のためには，創の状態を TIME 理論に基づき正確に評価したうえで，阻害因子を除去して治癒環境を整備する wound

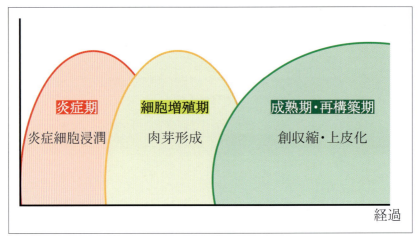

図 3. 皮膚創傷の治癒過程

bed preparation（創面環境調整）と，創傷治癒力を促進させるために創面を湿潤した環境に保持する moist wound healing（湿潤環境下療法）を実践することが重要である[6]．

具体的には壊死組織の除去，細菌負荷の軽減，創部の乾燥防止，過剰な滲出液の制御，ポケットや創縁の処理を行う．このコンセプトは，2000年頃からヨーロッパを中心に検討され，当初は，「デブリードマン」，「湿潤状態の提供」，「バクテリアのバランス」について議論された．2001年に「創治癒の障害となるものを取り除く」ことの重要性が認識され，そして，2002年には「自己治癒を促進，または治療の効果を促進させる総合的な創傷管理」が目指されるようになった．2003年に進化した創面環境調整の構成要素が整理され，「Tissue（組織）」，「Infection/inflammation（感染/炎症）」，「Moisture（湿潤）」，「Edge of wound（創辺縁）」の4つの頭文字をとって TIME 理論が発表された．この4つの因子を局所の創傷治癒の妨害因子として，① 壊死組織（devitalized of necrotic Tissue），② 感染/炎症（Infection or Inflammation），③ 湿潤のアンバランス（Moisture imbalance），④ 創縁の治癒遷延・ポケット（non advancing wound Edge）を明確に意識し，これらの状況を観察・評価して治療していく考え方が TIME 理論の本質である[7]．壊死組織が存在すると，蛋白分解酵素などの産生が継続し，炎症期が遷延して増殖期に移行できない状態となる．また創部は乾燥すると細胞が活動できなくなり，逆に過剰な滲出液には炎症性サイトカインや蛋白分解酵素などの創傷治癒を阻害する物質が多く含まれるため創傷治癒は遷延することになる[5]．

慢性皮膚創傷の治療方針として，まず患者アセスメントを行い，明らかになった全身的要因と局所創傷要因を踏まえて，上記の TIME 理論の項目のマネジメントを行っていく（図4）．

NPWT の実際

専用の器機（図5）や，hand made で行う場合はスポンジフォーム，パーミロール®やエアウォール®などのフィルムドレッシング，吸引チューブ，（洗浄を行う場合は点滴ルート），ビジダーム®，アダプト皮膚保護シール®などを準備する（図6）．

実際の手順としては，まず必要に応じて創部のデブリードマンを行ったあと，創部の形に合わせてセーレでトリミングしたスポンジフォームを創面に密着させる．周囲の皮膚とともに付属のドレープで覆い，セーレでスポンジフォーム中央のドレープ部分に500円玉大の穴を1か所あける．吸引チューブの機器接続側と反対の部分を，あけた穴の上に貼り付け，吸引チューブ接続側を専用機器につなげる．スイッチを入れると陰圧がかかり，スポンジフォームが縮んで治療が開始される．スミス・アンド・ネフュー社の RENASYS

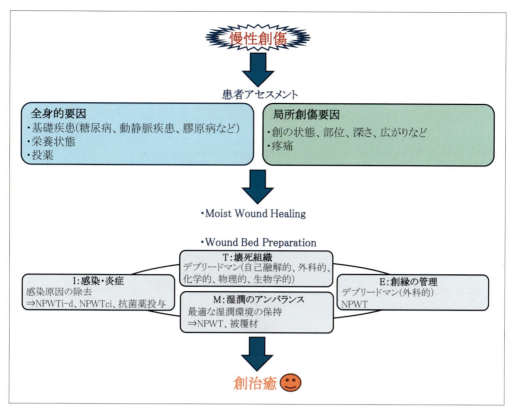

図 4. 慢性皮膚創傷の治療方針

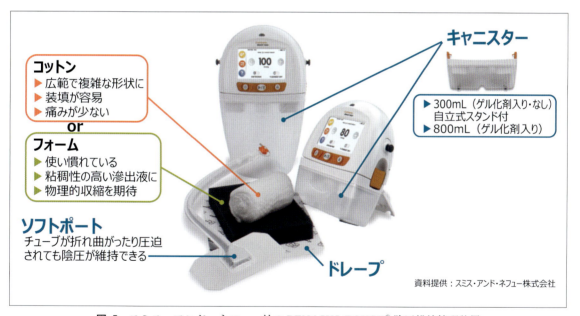

図 5. スミス・アンド・ネフュー社の RENASYS TOUCH® 陰圧維持管理装置

TOUCH® 陰圧維持管理装置の使用例を示す(図7). スミス・アンド・ネフュー社の吸引チューブはソフトポートを使用しており(図 7-a), 圧迫による皮膚の損傷が少ないことと, チューブが折れ曲がったり圧迫を受けても吸引圧を維持できるため, 仙骨部褥瘡(図 7-b)や足趾切断部(図 7-c)にも使用しやすいので, 筆者は好んで使用している.

Hand made で行う場合は, トリミングしたスポ

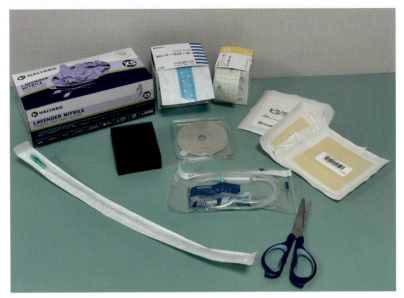

図 6. Hand made で行う場合に準備しておくとよいもの

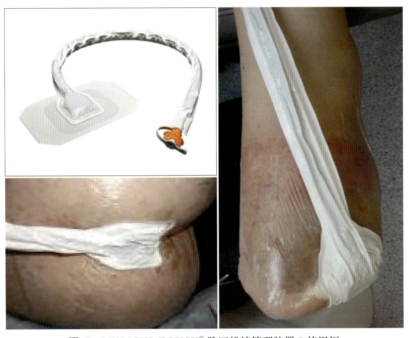

図 7. RENASYS TOUCH® 陰圧維持管理装置の使用例
a：スミス・アンド・ネフュー社の陰圧維持管理装置では素材の柔らかいソフトポートを採用している．
b：仙骨部
c：足趾切断部．陰圧をかけたまま靴を履くことが可能である．
（資料提供：スミス・アンド・ネフュー株式会社）

ンジフォームの上に，先端を斜めにカットした吸引チューブ(12 か 14 Fr を使用する場合が多い)を当て，周囲の皮膚とともにパーミロール®やエアウォール®などのフィルムドレッシングで覆う．

吸引チューブをベッドサイドの壁に設置されている中央配管の吸引器と連結して，持続吸引を行う（筆者は-17 kPa で吸引を行っている）．基本的には週2回入浴時に NPWT の交換を行っている．

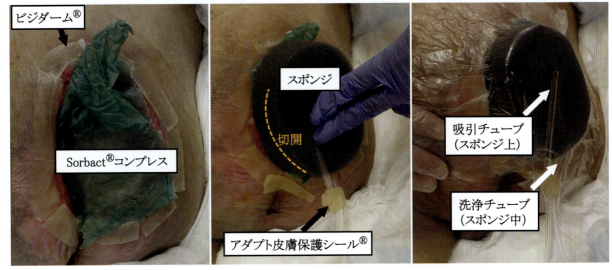

図 8. NPWTci 施行例（症例：53 歳，男性．仙骨部に 9.5×6.5 cm 大の褥瘡）

図 8 に実際に筆者が hand made で NPWTci を行っているところを示す．

本症例では潰瘍中央に黄色壊死が残存していたため，Sorbact® コンプレスというドレッシング剤を併用して NPWTci を行った（図 8-a）．洗浄を併用する際は，創縁が浸軟することが多いため，創周囲にビジダーム® を細かく切って貼付するとよい（図 8-a）．スポンジフォーム中央部に，スポンジフォーム面と平行にセーレで半分程切開を加えておく（図 8-b）．これはカットした洗浄用の点滴ルートの先端部分を，スポンジフォーム内部に挿入するためである．また，スポンジフォーム上の吸引チューブと内部の洗浄チューブをアダプト皮膚保護シール® でまとめたあとにフィルムドレッシングで固定することで，ズレによるリークを防ぐことが出来る（図 8-c）．本症例では 2 週間のNPWTci 後，壊死がほぼ消失したため，専用の器機を用いた NPWT に切り替えて計 6 週間でかなり上皮化した（図 9-a〜c）．NPWT 終了後は hand made で NPWT を継続した（図 9-d）．NPWT 中は，リークがなく陰圧がかかっているか（専用器機の場合は閉塞アラームが鳴っていないか），設定した圧になっているか，吸引チューブなどの圧迫で皮膚トラブルを起こしていないか，キャニスター内の排液量と性状などを観察する．キャニスターは週 1 回を目安に排液量をみながら交換する

が，排液の性状が膿状であったり色調異常があれば感染を疑い NPWT を中断する必要がある．感染などにより NPWT を中断した場合，当該期間は治療期間に含めないため，繰越が可能である．

創部に感染が残っている場合，NPWT は禁忌である．創底の壊死組織は 20％未満になるまでデブリードマンを行ってから NPWT を開始することが推奨されている[8]．また創傷に悪性腫瘍がある場合，腫瘍細胞を増殖させるおそれがあるため禁忌である．動静脈が創傷内に露出している場合，フォームの摘出の際に大出血を起こす可能性がある．そのため，まず従来の洗浄処置などで創傷管理を行い，血管表面がある程度肉芽組織に覆われてから NPWT を開始する．

おわりに

難治性創傷に局所陰圧閉鎖療法を使用することで，外用治療などの既存治療では治癒まで長時間要していた症例の治療日数の短縮が期待できる．また，局所陰圧閉鎖療法の手技は比較的容易に習得でき，かつ連日の外用処置と比較して処置に要する時間の短縮にもなるため，人手の少ない病院で奮闘する 1 人医長の先生方には，治療が難しい褥瘡や糖尿病性潰瘍，熱傷，外傷などで是非一度試していただきたい治療法である．皮膚科 1 人医長として勤務する際の一助となれば，幸いである．

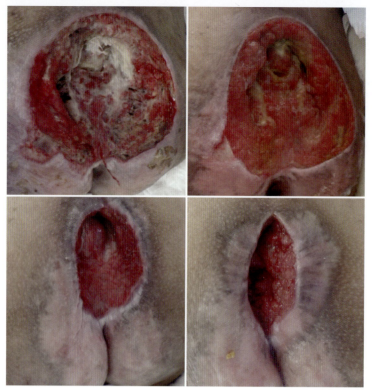

図 9. 創の経過（図 8 と同一症例）
a：NPWci 施行前（ポケット切開施行後）
b：NPWci 施行 2 週間後，潰瘍中央の壊死組織がとれている．
c：NPWT 施行 4 週間後，創は著しく縮小した．
d：Hand made で NPWT を継続した．

参考文献

1) Miller-Mikolajczyk C, et al：The Evolution of Commercial Negative Pressure Wound Therapy Systems over the Past Three Decades. *Adv Wound Care*, **13**：375-390, 2024.
2) Li W, et al：Negative Pressure Wound Therapy for Chronic Wounds. *Ann Plast Surg*, **93**(2S Suppl 1)：S19-S26, 2024.
3) Argenta LC, et al：Vacuum-assisted closure：a new method for wound control and treatment：clinical experience. *Ann Plast Surg*, **38**：563-576, 1997.
4) Bhardwaj H, et al：Updated Scenario on Negative Pressure Wound Therapy. *Int J Low Extrem Wounds*, **7**：15347346241228788, 2024.
5) Shi J, et al：Negative pressure wound therapy for treating pressure ulcers. *Cochrane Database Syst Rev*, **5**：CD011334, 2023.
6) Schultz GS, et al：Wound bed preparation：a systematic approach to wound management. *Wound Repair Regen*, **11**(Suppl 1)：S1-S28, 2023.
7) Rosenbaum AJ, et al：Advances in Wound Management. *J Am Acad Orthop Surg*, **26**：833-843, 2018.
8) Leaper DJ, et al：Extending the TIME concept：what have we learned in the past 10 years? *Int Wound J*, **9**(Suppl 2)：1-19, 2012.

◆特集／保存版！皮膚科1人医長マニュアル
苦手な足潰瘍をどうするか

須貝達朗*

Key words：創傷治療（wound healing），足潰瘍（foot ulcer），下腿潰瘍（leg ulcer），末梢動脈疾患（peripheral artery disease），糖尿病性足病変（diabetic foot）

Abstract 足潰瘍は多彩な原因により発症し，皮膚科医が診療にあたることが多いが，その病態の複雑さから，診断や治療に苦慮することもある．本稿では，特に動脈性潰瘍や静脈性潰瘍に焦点を当て，皮膚科医が1人で診療を行う際にも適切に対応できる診断と治療のアプローチを解説する．症例を通じて，多疾患合併例における包括的な評価と血行再建，感染症管理などの重要性を示し，足潰瘍の効果的なマネジメントについて具体的な指針を提示する．

はじめに

足潰瘍の原因は多彩である．皮膚科医として遭遇する機会も多い一方，その病態の複雑さから，ときに診断に苦慮することもある．特に，1人で診療にあたる機会が多い皮膚科医にとっては，足潰瘍の診断と治療に不安を感じることもあるだろう．

本稿では，「苦手な足潰瘍をどうするか」と題し，特に動脈性潰瘍や静脈性潰瘍を中心に足潰瘍の診断と治療マネジメントについて解説する．

症例検討

まず初めに，足趾潰瘍について受診した1例を示す．

このような足潰瘍症例についてどのようにマネジメントしていったらよいだろうか．

＜症例1＞80代，男性

現病歴：受診1か月前頃から夜間に，主に右Ⅱ趾に強い疼痛を伴う潰瘍が出現したため，近医の整形外科を受診した．同院でデブリードマン施行後から創部が黒色化し，当科に紹介され受診した．

既往歴：動脈硬化性閉塞症，腰部脊柱管狭窄症，心筋梗塞，2型糖尿病，慢性腎不全

身体所見：発熱は認めなかったが足部の紅斑・浮腫・疼痛を認め，右Ⅱ趾先端部は黒色に壊死しており排膿を伴っていた．足背動脈，後脛骨動脈の触知が不良であった（図1）．

解 説：病歴・身体所見から下肢虚血の可能性と蜂窩織炎などの感染症の可能性を考えた．

検査所見：ABIは右で測定不能，左は0.64であった．SPPは右足趾で30 mmHg以下を示した．腎機能障害があり，造影CTの撮像が難しくMRAにて血流評価を行ったところ左内腸骨動脈および左浅大腿動脈に狭窄像が確認された．潰瘍部からは *Staphylococcus aureus* が検出されX線撮影では右Ⅱ趾に骨融解像を認めた．

診 断：虚血を主とする足趾の壊死に加え，足趾骨髄炎および蜂窩織炎を合併していた．

治療経過：抗菌薬加療を開始とし，フットケアカンファレンスで検討を行った．本症例では虚血の責任血管について血行再建が可能な症例であり，抗菌薬での蜂窩織炎・骨髄炎治療を継続しつつ血行再建を実施する方針とした．入院後，蜂窩織炎が軽減したタイミングで経カテーテル的血行再建術を実施，その後右Ⅱ趾に対し切断術を施行

* Tatsuro SUGAI，〒441-8570 豊橋市青竹町字八間西50 豊橋市民病院皮膚科，医長

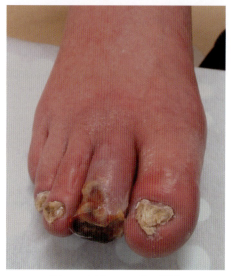

図 1．症例 1：80 代，男性
足部の紅斑・浮腫・疼痛を認め，右Ⅱ趾先端部は黒色に壊死しており排膿を伴っている．足背動脈，後脛骨動脈は触知できない．

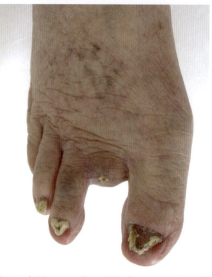

図 2．症例 1：80 代，男性（図 1 と同一症例）
下肢虚血＋足趾骨髄炎および蜂窩織炎と診断．血行再建と足趾切断で潰瘍は治癒した．

した．壊死の拡大や創部離開なく創部は上皮化した（図 2）．12 か月後のフォローアップにて，疼痛の自覚なく，歩行も可能であった．

このような多疾患合併の症例では，単一の原因にとらわれず，包括的なアプローチが求められる．本症例で行ったように，病態ごとに鑑別診断を考えたうえでの治療戦略を考えていく必要がある．

鑑別診断と診断マネジメント

足潰瘍（足趾〜下肢に生じる潰瘍）の治療において，的確な鑑別診断に基づいた治療戦略を立てることが患者の予後を大きく左右する．下肢に生じる潰瘍の 7〜8 割は鬱滞性潰瘍が原因といわれており，皮膚科医にとっては特に治療頻度が高いと思われる．一方，閉塞性動脈硬化症やバージャー病，血栓やコレステロール塞栓などが原因となって動脈性潰瘍でも難治性潰瘍を生じ得る．糖尿病が背景にある場合には神経障害を背景に足部に潰瘍が形成され骨髄炎を合併することも多い．その他，壊疽性膿皮症，血管炎，強皮症などの全身疾患に伴う皮膚潰瘍や薬剤性潰瘍も重要な鑑別疾患である（図 3）．

これらの疾患は合併することもあり，糖尿病を背景とした症例では特に複雑な病態を呈する．近年，下肢虚血を基盤としつつ，組織欠損，神経障害，感染など複合的な要因が絡み合い，肢切断リスクの高い状態である CLTI（chronic limb-threatening ischemia：包括的高度慢性下肢虚血）という包括的な概念が提唱されている[1]．このような複合的な病態に対応するために，下肢虚血，感染症，神経障害，背景疾患などを体系的に評価していくことが重要である．筆者は図 4 のアルゴリズムに従って鑑別疾患を検討し，必要な検査を組み立てて診療を行っている．このアルゴリズムは，病歴・身体所見を基礎に，まず血流障害の有無を確認する点に特徴がある．診察室で問診・身体所見などから虚血の可能性を考え，感染症が併存する可能性を想定する．緊急性の高い壊死性軟部組織感染症の可能性や，慢性の経過である場合には骨髄炎なども考え，皮膚ぬぐい培養や深部組織から培養検体を採取し提出しておく．また，抗酸菌や真菌感染によって難治性皮膚潰瘍を形成することもあるため注意したい．血流と感染症を考慮したうえで，神経障害による潰瘍形成や全身疾患に伴う皮膚潰瘍も鑑別に考える．糖尿病性足病変のように，虚血性潰瘍や感染症を合併し，対応に苦慮する症例も多いが，このアルゴリズムを用いることで，血流不全を意識して診断を進めるこ

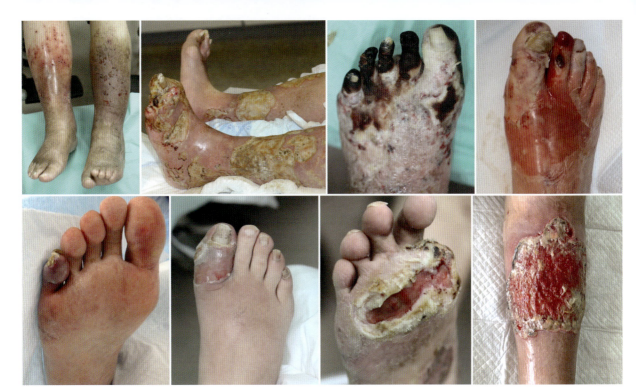

a	b	c	d
e	f	g	h

図 3. 下肢に生じる多彩な皮膚潰瘍

a：鬱滞性皮膚炎・皮膚潰瘍　　　　　　b：鬱滞性皮膚潰瘍＋蜂窩織炎
c：慢性虚血性皮膚潰瘍（末期病変）　　　d：重症下肢虚血（慢性虚血の急性増悪）＋壊死性筋膜炎
e：本態性血小板血症に伴う血栓性潰瘍　　f：胼胝部感染から生じた母趾骨髄炎
g：糖尿病性神経障害を背景とした足底潰瘍　h：下腿壊疽性膿皮症

病歴・身体診察

血流
ドップラー・ABI・SPP・TcPO₂・CT・MRA・エコー

血流性
・動脈性：急性虚血/慢性虚血の急性増悪/慢性虚血
・静脈性：静脈機能不全/DVT/動静脈瘻

感染症
創部培養・CT・Xp・MRI

感染性
・軟部組織感染症
・骨髄炎
・抗酸菌感染症・真菌感染症

神経障害
モノフィラメント・振動覚・神経伝導速度

神経原性
・糖尿病性神経障害
・外傷性神経障害

併存疾患
自己抗体採血・皮膚生検

全身性
・SLE、シェーグレン症候群、壊疽性膿皮症
・PN、MPA、RV、CV
・心不全、高血圧、肥満による鬱滞など

薬剤性

図 4. 足潰瘍の鑑別診断と診断マネジメント

病歴・身体所見を確認したうえで，血流・感染症・神経障害・併存疾患について必要な検査を追加し評価していく．ABI（ankle-brachial pressure index：足関節上腕血圧比），SPP（skin perfusion pressure：皮膚組織灌流圧），TcPO₂（transcutaneous oxygen tension：経皮的酸素分圧），MRA（magnetic resonance angiography：MR血管造影），MPA（microscopic polyangiitis：顕微鏡的多発血管炎），PN（polyarteritis nodosa：結節性多発動脈炎），RV（rheumatoid vasculitis：リウマトイド血管炎），CV（cryoglobulinemic vasculitis：クリオグロブリン血管炎）

とができる．次に，足潰瘍の鑑別診断の各論について血流性潰瘍を中心に述べる．

動脈性潰瘍

動脈性潰瘍は，下肢動脈が狭窄・閉塞することで，下肢への血流が低下し，虚血状態に陥ることで発症する．下肢虚血は，その発症時期により急性虚血（急性動脈閉塞・慢性虚血の急性増悪）と慢性虚血に分類される．難治化する潰瘍の多くは慢性虚血を背景とするが，治療経過中に急激な黒色壊死の進行を認めることもあり，これは慢性虚血の急性増悪に該当し，迅速な血行再建が必要となる．慢性虚血は，動脈硬化などの血管狭窄によって引き起こされる．下肢の閉塞性動脈疾患は，以前は広義に末梢動脈疾患（peripheral arterial disease：PAD）と呼ばれていたが，ガイドラインの改訂に伴い，下肢閉塞性動脈疾患（lower extremity artery disease：LEAD）と称されるようになった．その大部分を占めるアテローム硬化性の末梢動脈疾患は動脈硬化性 LEAD と表現され，これは従来の下肢閉塞性動脈硬化症（下肢 arteriosclerosis obliterans：下肢 ASO）と同義である[2]．

また，動脈硬化性 LEAD に加え，感染性心内膜炎に伴う感染性塞栓やコレステロール塞栓症，血管炎や血液疾患による血栓症などは，末梢の微小血管が閉塞し，紫斑や難治性潰瘍が出現するため，重要な鑑別診断の 1 つである．

1．病歴・問診

動脈性潰瘍のなかで頻度が高い慢性虚血の特徴的な病歴としては，「間欠性跛行と安静時の疼痛」である．また，臥位になると下肢に送られる血流が低下するため，就寝時に足趾や潰瘍部の疼痛が生じ，「就寝時にベッドから足を下ろして寝ている」などの病歴が得られることがある．慢性的な虚血があり急激に増悪した場合には，ある日時を境に下肢の疼痛が増強し，時間・日単位で冷感が増悪するといった病歴を訴えることが多い．

2．身体所見

視診では足趾のチアノーゼ・蒼白，脱毛，爪の萎縮・肥厚，皮膚の乾燥，指先の浮腫などがみられる．潰瘍は，典型的には足趾，足関節，前脛骨などに発生し，乾燥しており，壊死組織を伴い，周囲の皮膚は冷たく，チアノーゼを呈することが多い[3]．血流障害がある場合には足背動脈・後脛骨動脈の拍動が触知不良となる．病歴と視診で虚血を疑う場合は，必ず触診で動脈の拍動を確認し，可能であればドップラー血流計での拍動の聴取が望ましい．

3．検査

身体所見で虚血の存在が疑わしい場合には ABI，SPP，$TcPO_2$ などの非侵襲的な検査で血流を評価する．ABI は動脈性潰瘍の診断においてスクリーニング検査として有用であり，多くのガイドラインでも推奨されている[2,4,5]．ABI が 0.9 未満の場合には下肢動脈の狭窄（閉塞）を疑う．しかし，ABI は血管壁の石灰化の影響を受けやすく，偽高値を示すことがあるため注意が必要である．糖尿病患者や透析患者においては血管石灰化の影響を受けにくいとされている足趾上腕血圧比（toe brachial index：TBI）での精査も検討する．ABIや TBI が測定困難な場合（例えば，足趾切断後や足趾潰瘍の症例）は SPP の測定可能な場合があり，重度の虚血性潰瘍の検出や潰瘍性病変，血行再建術後の予後予測などに有用であるとされている．SPP が 30 mmHg 以上であれば保存的治療で80％の改善が見込めるが，それ以下では創傷治癒は困難であるとも報告されている[6]．$TcPO_2$ は，皮膚微小血管から拡散する酸素を皮膚表面で測定する方法であり，皮膚微小循環における血流と酸素化の状態を知ることで，皮膚血流量を間接的に評価できる．これらの検査は虚血肢の重症度，転帰予測や切断部位の決定などに有用である．

より詳細な血流評価が必要な場合には，超音波検査，CT 血管造影，MR 血管造影，動脈造影などの画像検査を行う．超音波検査は，非侵襲的で繰り返し施行可能であり，血流の有無や方向，速度などをリアルタイムに評価できるため，動脈性潰瘍の診断に広く用いられている．CT 血管造影

は，造影剤を用いて動脈を立体的に描出する方法であり，血管の狭窄や閉塞の程度，側副血行路の有無などを詳しく評価できる．空間分解能が高く，短時間で検査できるという利点があるが，造影剤を使用するため，造影剤アレルギーや腎機能障害のある患者には禁忌である[7]．MR血管造影は，造影剤を用いずに動脈を描出する方法であり，CT血管造影と同様に血管の狭窄や閉塞の程度，側副血行路の有無などを評価できる．造影剤を使用しないため，造影剤アレルギーや腎機能障害のある患者にも施行可能であるが，空間分解能はCT血管造影に劣る．動脈造影は，カテーテルを用いて造影剤を動脈内に注入し，X線撮影を行うことで，動脈の狭窄や閉塞を最も詳細に描出できる検査法である．

4. 治療

動脈性潰瘍の治療は，基本的には血行再建術と保存的治療に分けられる．血行再建術は，狭窄または閉塞した動脈を再開通させることで，下肢への血流を改善する方法である．血管の閉塞部位によって血管バイパス術といった外科的加療か，末梢血管形成術（endovascular treatment：EVT）と呼ばれるバルーン付きカテーテルを用いた血管拡張術やステント留置術が行われる．施設によっては下肢血管カテーテルについて積極的に実施していない場合や膝より遠位の血管閉塞部位にはEVTが不可能な施設もあるため注意が必要である．

血行再建が行えない症例では保存的治療が主体となる．薬物療法，創傷治療，フットケアを行う．高圧酸素療法や交感神経ブロック，血液吸着療法（LDLおよびフィブリノーゲン吸着療法）も治療選択肢である[8]．高気圧酸素療法は，血液中の酸素濃度を高めることで，虚血組織への酸素供給を増加させる治療法である．交感神経ブロックは，血管を収縮させる交感神経を遮断することで，血管を拡張させ，血流を改善する治療法である[9]．交感神経ブロックはエビデンスレベルが低く，実施可能な施設が限られるといった点もあるが，実施

により疼痛緩和の作用もあり血行再建不能例の選択肢の1つとなる．薬物療法としては，抗血小板薬，血管拡張薬などが用いられる．創傷治療としては血管拡張作用のあるアルプロスタジルアルファデクス軟膏を用い，血流改善を目指す方法もあるが，ある程度虚血が進行し，黒色壊死となった場合にはヨード製剤軟膏を用い，創面を乾燥傾向にする方法もしばしば用いられる．

加えて，虚血性潰瘍の評価の際には，感染症の有無についても検討する必要がある．下肢病変が急性増悪した場合には，血流評価と感染症の治療マネジメントが必要であり，虚血と感染のどちらが主病態か評価を行う（図5）．感染が主体と考えられる場合は，広範囲なデブリードマンや抗菌薬の投与など，積極的な感染制御を優先する．一方，虚血が主体と考えられる場合は，血行再建を優先し，感染治療は血行再建後に明瞭となった壊死組織を主体に行う．感染制御が難しい場合や血行再建困難な場合は救命のための大切断（大腿切断・下腿切断）も考慮しなければならない．

静脈性潰瘍

動脈性潰瘍が否定された場合，静脈性潰瘍の可能性を念頭に置き，詳細な評価を行うことが重要となる．静脈性潰瘍は，静脈機能不全が背景にあり，静脈機能不全には下肢静脈瘤の他に深部静脈血栓症（deep vein thrombosis：DVT）・DVT後症候群や，動静脈瘻などが含まれる．いわゆる下肢の鬱滞性潰瘍には静脈性潰瘍のほかにも心不全，肥満，高血圧，薬剤性といった全身疾患による鬱滞が潜んでいるため注意が必要である．

1. 病歴・問診

過去の潰瘍や下肢の症状，生活習慣など，十分に情報を収集することが重要となる．静脈還流の阻害を示唆する特徴的な病歴としては，「夜間や就寝時に足が攣る」といったエピソードが挙げられる．

2. 身体所見

視診では，下腿，足関節，足背などを観察し，

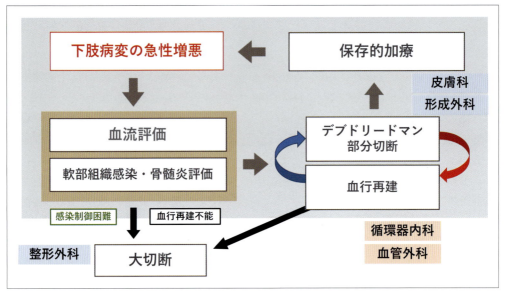

図 5. 下肢潰瘍の急速増悪時における治療マネジメント
下肢病変の増悪が生じた場合は迅速に血流と感染症の評価を行い，血行再建と感染コントロールのためのデブリードマンや抗菌薬加療を検討する．病態に合わせて血行再建とデブリードマンの順序を検討する必要がある．潰瘍の治癒が得られたら保存的に創部の経過観察を行う．感染制御が困難な場合には大切断を検討する．血行再建が不能である場合にも大切断が候補となるが，患者背景により手術が困難である場合には保存的加療を行う．

特徴的な所見であるシャンパンボトル様変形(下腿遠位部の腫脹)の有無を確認する．内果周辺に好発する，不規則な形をした滲出液を伴う浅い潰瘍は，静脈性潰瘍を強く疑わせる所見である．潰瘍周囲の皮膚は，硬化し色素沈着を認めることが多く，しばしば湿疹や皮膚硬化，網状皮斑，白色萎縮なども伴う．

3. 検 査

静脈性潰瘍の診断には，画像検査による静脈還流の評価が重要となる．画像検査として下肢超音波検査や造影 CT が広く用いられている．下肢超音波検査は，非侵襲的で繰り返し施行可能な検査であり，特にカラードプラ法を併用した二重超音波検査は，リアルタイムに血流の状況を視覚化できるため，静脈還流の評価に有用である．具体的には，血栓などによる閉塞がないかを確認し，深部静脈の開存性，伏在静脈やその分枝の逆流や穿通枝の逆流を評価する．下肢超音波検査は，静脈性潰瘍の原因となる静脈不全を診断するために非常に有用な検査法であるが，検査時の体位や検査者の技量によって結果が左右される可能性があ

る．造影 CT では技量の差がなく，静脈の走行や形態，血栓の有無などを 3 次元的に描出することが可能である．また，造影 CT の撮影時に静脈相だけでなく，動脈相も評価することで動静脈瘻についても評価を行うことが出来る．

4. 治 療

静脈性潰瘍の治療の基本は静脈不全の程度や原因を正確に把握したうえでの，圧迫療法である．弾性包帯や弾性ストッキングを着用することで，静脈還流を改善し，浮腫を軽減させる効果がある．潰瘍の治癒を促進するためには，創傷ケアも重要となる．潰瘍の成因に問わず，創傷ケアの基本原則は，TIME コンセプト(Tissue：組織のデブリードマン，Infection/inflammation：感染・炎症のコントロール，Moisture：湿潤バランス，Edge of wound：創傷の縁)に基づいて行い，デブリードマンや感染のコントロール，適切な湿潤環境の維持，創傷の縁の処置などを行うことで，潰瘍の治癒を促進する[10]．

保存的治療に加えて，静脈性潰瘍の原因となっている血管病変に対する治療が必要となる場合も

ある．静脈瘤が原因で静脈性潰瘍が生じている場合は，根本的な治療として静脈瘤手術が検討される．静脈瘤手術には，伏在静脈抜去術，高位結紮術，硬化療法，血管内焼灼術など，様々な術式がある．DVTが原因で静脈性潰瘍が生じている場合は，抗凝固療法や血栓溶解療法が行われる．DVTの後遺症として，静脈弁の損傷や閉塞が起こり，静脈還流障害が慢性化することがある．これを静脈血栓後遺症（post-thrombotic syndrome：PTS）といい，PTSに対しては原則手術の適応がなく，圧迫療法が有効な治療法となる．動静脈瘻が認められる場合には穿通枝の結紮により，静脈圧が低下し，創傷治癒の改善につながる．

静脈性潰瘍は，再発しやすい疾患であるため，再発予防のための生活指導も重要となる．静脈性潰瘍が治癒した後も，弾性ストッキングまたは弾性包帯を着用することで，再発を予防することが重要である．適度な運動は，下肢の血流を改善し，静脈還流を促進するため，静脈性潰瘍の再発予防に効果的である．

神経障害性潰瘍

神経障害性潰瘍の大部分は糖尿病による神経障害であるが，外傷性神経障害や脊髄病変などによる神経障害によっても潰瘍形成に至ることがある．糖尿病性潰瘍は，感覚神経障害のために痛みを感じにくく，小さな傷が悪化して潰瘍となることが多い．糖尿病性潰瘍は，足底，特に圧力のかかりやすい部位に好発し，深部にまで及ぶことが多く，骨や腱まで達することもしばしば経験する．そのため，難治性潰瘍の経過である場合にはMRIで深部病変の評価を行い，骨髄炎の有無について評価することが望ましい．骨髄炎を認める場合にはその骨まで達する瘻孔部ではなく，骨の一部など出来るだけ深部から検体を採取し，起因菌の同定を行ったうえで抗菌薬加療を継続すべきである．治療には，フットケア，先に述べたTIMEコンセプトを踏まえた適切な創傷ケア，そして何より原疾患である糖尿病の管理が重要である．ま

た，神経障害に伴う鶏眼や胼胝を繰り返す場合には足の除圧が重要であり，トータルコンタクトキャストや足底板などの装具を用いた介入も必要となる[11)12)]．

その他の潰瘍

上記のほかにも膠原病やその他全身疾患でも潰瘍が生じ得る．膠原病に伴う皮膚潰瘍は，全身性エリテマトーデス（SLE），強皮症，皮膚筋炎，結節性多発動脈炎，関節リウマチ，抗リン脂質抗体症候群，悪性関節リウマチ，深在性エリテマトーデス，血管炎など，様々な疾患で認められる[13)]．また，自己炎症の関与が示唆されている壊疽性膿皮症も下肢に好発し，重要な鑑別疾患となる．これらの疾患における潰瘍形成のメカニズムは多様である．

正確な診断と治療方針決定のために，皮膚生検による組織学的評価は有用である．しかし，皮膚生検を行う際には，潰瘍部の血流状態を事前に評価することが前提となる．なぜなら，虚血が強い部位に生検創を加えることで，潰瘍の拡大や治癒の遅延を招き，かえって病態を悪化させる可能性があるからである．膠原病に伴う皮膚潰瘍の治療においては，原疾患のコントロールを行う必要があり適切な免疫抑制療法と局所の潰瘍治療を併行する．また，ステロイドや免疫抑制剤などの全身療法は，原疾患の活動性を抑える一方で，感染症のリスクや創傷治癒の遅延などの副作用も考慮しなければならない．

他科・他職種との連携

足潰瘍の診断・マネジメントは，皮膚科医のみですべてを完結し得るものではない．動脈性潰瘍に対しては，循環器内科での血行再建が必要となる場合があり，静脈性潰瘍に関しては，血管外科による下肢静脈への治療介入が求められることがある．また，糖尿病が背景にある場合には，血糖コントロールや併発する感染症の治療も不可欠であり，場合によっては整形外科での大切断や骨

病変への介入が必要となるだろう．このように，皮膚科医はゲートキーパーとしての役割を果たし，早期病変の発見と潰瘍の原因に応じたマネジメントを担うことが求められる．

下肢潰瘍の治療においては，皮膚科医，形成外科医，整形外科医，糖尿病内科医，循環器内科医，血管外科医など，多診療科の専門医がそれぞれの専門性を活かし，緊密に連携することで最適な治療戦略を策定し，治療効果を最大化することが可能となる．緊急性の高い症例が来院した際に迅速に対応するためフットケアチームを組織することや，定期的な診療科連携のカンファレンスを行うことは患者の予後改善に寄与するための重要な取り組みであり，適切な治療の提供を通じて合併症の予防や再発防止に繋がる．

さらに，看護師，薬剤師，理学療法士，義肢装具士などの多職種との連携も重要であり，これにより包括的なケアを提供し，患者の早期社会復帰とQOLの向上に大きく寄与できると考える．

結　語

本稿では，足潰瘍における診断と治療の実際を紹介した．特に動脈性および静脈性潰瘍に対するアプローチに関しては，早期の診断と適切な治療が患者の予後を大きく左右する．多職種および多診療科との連携が治療成功の鍵であり，足潰瘍治療の発展に向けて，臨床経験を積み重ねていく必要がある．

文　献

1) Shigematsu H, et al：Japanese guidelines for the management of chronic limb-threatening ischemia(CLTI)2021. *J Cardiol*, **79**(3)：263-303, 2022.

2) 東　信良ほか：末梢動脈疾患ガイドライン．日本循環器学会/日本血管外科学会, pp.14-16, 2022.

3) Choucair MM, et al：Leg ulcer diagnosis and management. *Dermatol Clin*, **19**(4)：659-677, 2001.

4) Xu D, et al：Diagnostic value of ankle brachial index in peripheral arterial disease：a meta-analysis. *Can J Cardiol*, **29**：492-498, 2013.

5) Frykberg RG, et al：American College of Foot and Ankle Surgeons：Diabetic foot disorders. A clinical practice guideline 2006. *J Foot Ankle Surg*, **45**：S1-S66, 2006.

6) Tsai FW, et al：Skin perfusion pressure of the foot is a good substitute for toe pressure in the assessment of limb ischemia. *J Vasc Surg*, **32**：32-36, 2000.

7) Pomposelli F：Arterial imaging in patients with lower extremity ischemia and diabetes mellitus. *J Vasc Surg*, **52**：81S-91S, 2010.

8) Abidia A, et al：The role of hyperbaric oxygen therapy in ischaemic diabetic lower extremity ulcers：a double-blind randomised-controlled trial. *Eur J Vasc Endovasc Surg*, **25**：513-518, 2003.

9) Sanni A, et al：Is sympathectomy of benefit in critical leg ischaemia not amenable to revascularisation? *Interact Cardiovasc Thorac Surg*, **4**：478-483, 2005.

10) Leaper DJ, et al：Extending the TIME concept：what have we learned in the past 10 years? *Int Wound J*, **9**(suppl 2)：1-19, 2012.

11) Lewis J, et al：Pressure-relieving interventions for treating diabetic foot ulcers. *Cochrane Database Syst Rev*,(1)：CD002302, 2013.

12) Lavery LA, et al：Randomised clinical trial to compare total contact casts, healing sandals, and a shear-reducing removable boot to heal diabetic foot ulcers. *Int Wound J*, **12**(6)：710-715, 2015.

13) 竹原和彦：膠原病に伴う皮層潰瘍の治療．興和医報, **2**：35-38, 1997.

◆特集／保存版！皮膚科1人医長マニュアル

皮疹伝診
―1人医長となったら，僕たちはどう生きるか？―

田口詩路麻*

Key words：地域連携(regional cooperation)，研修医指導(training doctor guidance)，皮膚科ホットライン(dermatology hot line)，皮膚科レクチャー(dermatology lecture)．

Abstract 「1人医長」の可能性は，「結構∞（無限大）」．1人医長として赴任するときは，誰しもが不安一杯である．だが一方で，開ける未来はいわゆる「伸びしろしかない」のである．自分自身で悩み，考え，好きように，やってみよう．やれないことも多い反面，やれるようになる可能性も多い．人がいなくても，外来ブースが少なくても，やれることからコツコツと．自分が患者のため，病院のため，地域のためにしてきたこと，それは，①研修医教育，②地域連携の強化，③皮膚科の存在意義のアピールである．情けは人の為ならず．教育はされる側だけでなく，教育をしている我々のモチベーションを上げてくれる．地域の開業医から，「相談しやすい先生．紹介しやすい病院．」と認知されれば，しめたもの．紹介患者が増えれば，研修したい研修医も増え，売り上げも増え，ゆくゆくは複数人体制にできるかも⁉　ただ，複数人体制にすることがゴールではなく，なったらなったで，そこは別の悩みもあるが，切れる「手札」が増えることは間違いないわけである．当院が試してきた歩みを皆さんと共有させていただきたい．

1人医長の可能性は，結構無限大

原稿の依頼をいただき，それまで，あまり真剣に振り返ってこなかった，自身の水戸協同病院での歩みを，見直す機会をいただいた．思えば，2011年3月11日，大地震とともに水戸に足を踏み入れた自分は，現在の自分を思い描いていただろうか？少なくとも，4名の優秀で可愛い後輩たちと，忙しくも楽しい皮膚科ライフを送っている未来は想像していなかったと思う．1人医長として赴任するときは，誰もが不安一杯である．だが一方で，気楽で，やり方次第では，自分のしたいように，ともすれば，開ける未来は，「結構無限大」である．自分自身が悩み，楽しみ，孤軍奮闘し，歩いてきた道程と，これからの展望について，詳らかに書かせていただきたいと思う．

好きなように，やってみよう．

皮疹伝診：情けは人の為ならず

自分が勤務している水戸協同病院の正式名称は，「筑波大学附属病院水戸地域医療教育センター JA茨城県厚生連総合病院　水戸協同病院」である．茨城県の県都である水戸市にあり，茨城県最大のターミナルである水戸駅から徒歩約10～15分の立地にある．かつては，初期研修の必須化に伴い，医師の引き上げなどがあり，常勤医10名程度に減少し，存続が危ぶまれた当院であったが，平成21年4月に筑波大学が水戸協同病院内に，全国初の民間病院内サテライトキャンパスを設置したことから，息を吹き返した．高度医療と専門教育を担う筑波大学教官と水戸協同病院の医師が一体となって，地域に不可欠なプライマリケアを展開し，研修医教育と地域医療の実践を担うというコンセプトが誕生したことにより，現在は約150名超の常勤医師が診療にあたっており，その半分の

* Shijima TAGUCHI, 〒310-0015　水戸市宮町3-2-7　水戸協同病院皮膚科，部長／筑波大学医学医療系皮膚科学分野，臨床教授

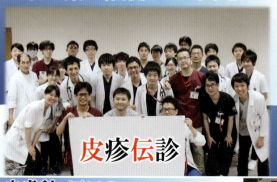
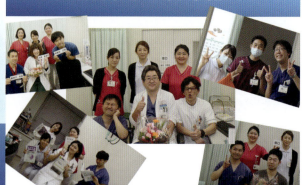

皮膚科 田口の 皮疹伝診 2022 Lesson.5

「たかが白癬、されどは苦戦
~This is 真菌ing time~」

皮膚科 田口 詩路麻

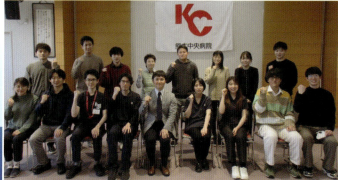
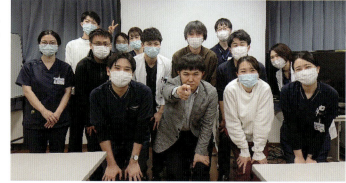

図 1.
a：当院研修医とともに
b：熊本中央病院の研修医とともに
c：筑波メディカルセンターの研修医とともに

　80名弱の医師が8年目以下の若い先生方・研修医である，とても活気ある職場である．

　当院の特長として，内科を臓器的に分けず，総合診療科が内科の中心となり，様々な臓器疾患の患者をチームで治療する体制と，所属する研修医のやる気と質の高さが全国でも有名である．その結果，内科のみならず，皮膚科を含めて総合的に患者を診療したいという考えの研修医が多いため，皮膚科にも毎年多くのローテーターが来てくれる．そのような，彼らに相対するとき，心掛けていることは，「新鮮な皮疹に触れる」ということ，「外来ブースを任せ，見学でなく，実践を積んでもらうこと」である．ややもすると，研修医が対応すると，我々のようなスピードで外来はこなせないかも知れないが，見学では本当の診察力は身に付かない．実際に，自分で見て触れて，そして悩んでこそ，本当の「皮膚科力」がつくと考える．

　またも僕は定期的に，皮膚科プライマリケア疾患のレクチャー（その名も「皮疹伝診」（図1））を，院内で開催しているが，初期研修医が一緒に診療にあたってくれるため，教育をしつつ，外来も助けてもらいつつ，こちらも刺激をもらっている

日々である．おかげで，当院で初期研修を行った医師から6人（2011～2023年）が，将来の道を皮膚科に決めてくれたが，皮膚科医がただ増えることがよいことではなく，「皮膚科学に興味を持ってくれる」医師が増えて，ほかの診療科に進んでも，何か皮膚科研修で得たことが，役に立ってくれることが喜ばしいことだと考えている．

また，茨城県内では，いまなお皮膚科医不足であり，400床以上を抱えるいわゆる総合病院ですら，皮膚科常勤がいない病院があり，複数の病院から，皮膚科プライマリケアのレクチャー依頼をいただき，勉強熱心な研修医と触れ合える機会をいただいている．それらの経験を生かして，研修医向け，総合診療科医師向けの書籍[1)2)]も出版させていただき，自分の経験を後進に伝えていければと思っている．

「指導」することは，同時に若い彼らから，"元気""やる気"をもらうこと．1日少しずつでも成長させていただいている．

This is 地域連携：
水戸発！地域を繋ぐ皮膚科ホットライン

僕は，2011年4月から当院に赴任しているが，水戸市への引っ越しを3月11日にしている．その日，皆さんはどこで，誰と，過ごされていましたか？　特に東北の先生方は大変だったかと思います．自分が赴任した時期も，震災後1か月も経たず，傷が癒えていない状況で，少ない診療ブースを複数の診療科で併用していた時期が思い出される．

最初の4年間は1人医長として，入院はさほど受けられなかったが，外来を中心に少しずつ患者も来てくれるようになった．前述した一緒に働く総合診療科の研修医にも助けられ，入院含め，少しずつ出来ることが増えていった．2015年4月からは筑波大学からの後期研修医を派遣してもらえるようになり，初めて複数人体制となり，その後数年ごとに，1人増え，2人増え，2022年からは，常勤5人体制の皮膚科に成長している．水戸に診療の基幹を作るという筑波大学の配慮に感謝している．

当初から，スタッフ，研修医に伝えているコト，それは「地域に貢献する」ということである．患者を診療し，皮膚疾患を治すことは当然だが，それは勤務医でも開業医でも大切なことである．総合病院の勤務医は，病院の特性から，地域の先生方から患者を紹介いただくことがある．というか，最近ではやれ紹介率だとか，やれ逆紹介率だとか，地域連携だとか騒がれるが，結局のところ，患者だけでなく，地域の先生方に信頼いただき，そこから紹介していただかないと，我々の生きる道（存在意義）が問われると感じている．当院で実践しているコトを1つご紹介させていただく．名付けて，「皮膚科ホットライン」（2013年導入）である．通常の院内PHSとは別回線のPHSを皮膚科用に持たせていただき，そこに直接ダイヤル出来る外線番号を，水戸市内やその周辺の連携施設の先生方に広めている．名刺も特注！（図2）．相談事はここにcallと言わんばかりで，例えば「急性感染症で今日にでも入院させたい」，「乾癬のバイオ導入で近日中に受診させたい」，「皮膚腫瘍の切除の予約を入れたい」など，何でもよいのですが，まずはこの番号にかけて下さいと，お伝えしている．直接，皮膚科常勤医師が電話口に出るので，医師同士の直接のやり取り，顔が見える関係での応対が出来る．当院受診までの煩雑なやり取りがないのが，特長である．おかげで，赴任当初400人/月程度であった平均外来患者数は，現在2,200人/月程度に増えている（図3）．欠点は，外来中に院外からのPHSが鳴り，仕事が忙しくなるという点であるが，それでも，紹介患者数を増やしたい先生にはオススメである．「紹介しやすい」環境づくり，ここがポイントになる．

皮膚科医も"1人の医師"：デキることは，喜んで！

皮膚科では全身状態が優れない患者や，救急車で運ばれてくるような患者は多くない．しかし，自分で対応しないといけないときもあるし，ほか

筑波大学附属病院水戸地域医療教育センター
茨城県厚生連 総合病院 水戸協同病院

筑波大学

皮膚科部長
医学博士
皮膚科専門医
医局長

田口　詩路麻

皮膚科ホットライン
Tel：029-306-9798

図 2.

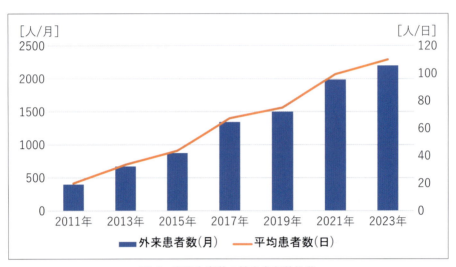

図 3. 当院皮膚科の外来患者数推移

の診療科に協力してもらわねばならないときもある．「他科の先生に助けていただくこともあるのだから，普段皮膚疾患の依頼があれば，すぐにフットワーク軽く診てあげなさい」と，皮膚科のスタッフには指導してる．自分もそうするように心掛けている．まさに「情けは人の為ならず」．

1 人医長であるがゆえに，皮膚科医が当直を免除されたり，複数人体制であっても，免除されている病院もあるが，当院は皮膚科も「1 人の医師」であり，外科系当直の立派な戦力となる．月に 3 回ほどの当直が当てられ，当然，9 割方皮膚科とは関係のない急患ばかり．その際に，色々と相談に乗ってもらう，助けてもらうのだから，「日常診療で，皮膚科がデキることは，喜んで！」．

具体的には，①「デキることは積極的に対応する」，②「サブスペシャリティ：デキることを増やしてみる」である．

① デキることは積極的に

例えば，「生検」．他科から皮疹のことで，生検を依頼されることもある．リンパ腫を疑っている，内科的疾患の確定診断のため，等々目的は様々だが，これこそ我々が日常やっている得意技である．また，褥瘡の相談や，中毒疹・薬疹の対応もしかり，アレルギー検査の依頼も多い．これらを快く受けて，病院のなかで「相談しやすい皮膚科」として，認知されるようにしましょう．皮疹は我々は慣れていても，他科の先生には本当に困りゴトである．その意識を常に持つことだと思う．

② サブスペシャリティを増やす

近年，皮膚科も専門化，細分化されている傾向があるが，病院皮膚科，1 人医長に求められているのは，そんな尖った皮膚科ではない．どんな皮

膚の困りゴトにもそれなりに対応できる，深さは
ソコソコ，広さもソコソコの能力である．他科か
らの相談に，数多く対応できるようにするため，
自分は下記のサブスペシャリティをある程度でき
るようにした．

(1) 褥瘡：WOC ナースに任せっきりにせず，週
1回の褥瘡回診を実施する．特に，当時出始めの，
陰圧閉鎖療法を積極的に取り入れ，難治性の潰
瘍・褥瘡に対応するようにした．

(2) 小手術：形成外科が非常勤であったため，
多くの小手術や緊急性の高い，壊死性筋膜炎のデ
ブリードマンを積極的に対応するようにした．幸
いに，全身管理を総合診療科が担ってくれたた
め，我々は創部の対応に注力する形で貢献した．

(3) DM 足壊疽：この黒い指は，どこの病院で
も悩ましい事象だと思う．こうなる背景には，糖
尿病や血管障害があり，その成れの果てとして，
出来てしまった足壊疽．しかし，表面上見えてい
る変化は皮膚のため，最初は皮膚科に患者が来て
しまい，頭を抱えてしまう先生もいるのではない
だろうか？血糖コントロールにしても，カテーテ
ル検査にしても，足趾の外科的処置にしても，皮
膚科では出来ないコトばかり．しかし，超緊急事
態であることは多くないので，各科に相談し，1
つ1つ解決していくことで，慣れていく．まずは，
皮膚科に来てしまうことは，仕方ないと受け止め
て，ゲートキーパー的司令塔として，まずは血管
評価（ABI），骨髄炎評価，感染症対策をしようと
割り切って，各科に依頼していきましょう．

皮膚科部長である自分だが，当院の医局長も兼
ねている．大学の医局長というと，教授の次くら
いに偉そうで，人事の一端を担っている役職に思
われがちだが，一市中病院の医局長は，ただの雑
用係である．医局の困っていることを解決した
り，ほかの部署から医局への仕事の依頼の窓口と
なったりする．医局の机の数を管理したり，送別
会・歓迎会の幹事も行う．そのなかの1つが当直
表作成である．当直表作成は，年長者の先生方の
スケジュールを聞いたり，各先生方の研究日・外

勤日を外したり，学会参加を伺ったり，平日・休
日のバランスを検討したりと，まさに「解のない
パズル」である．叱咤激励や無理難題をいただく
こともあるが，他科の医師とコミュニケーション
を取れるよい機会であり，非常にクリエイティブ
な役職だと思って務めている．

バイオ/JAK 外来：地域の全身療法の窓口となる

当院では，2022 年4月より，「バイオ/JAK 外
来」という新たな外来枠を新設した．中等症以上
の乾癬やアトピー性皮膚炎などの疾患に多く使わ
れ，そして患者に福音をもたらしている薬剤であ
ることは周知の事実だが，当院では6年前から本
格的に生物学的製剤の承認施設として，地域の紹
介患者へ対応してきた（**表1**）．これらの薬剤はと
もすれば，「高価な薬」として，患者だけでなく，
病院側からも敬遠されることも少なくないのだ
が，皮疹を確実に軽快させ，地域の患者の紹介を
確実に増やすことができ，一定の売り上げを病院
にもたらすことを考えると，患者にも，地域のク
リニックにも，そして何よりも自院の経営にも寄
与してくれるモノであると考えている．

新外来立ち上げの際に，外来の名称を「乾癬外
来」や「アトピー性皮膚炎外来」などと，疾患名に
すべきか否かという点で悩んだ．しかし，市中病
院でいわゆる大学病院のような疾患別の外来名称
にするには，人も少なく，疾患別の外来を立ち上
げる場所も余裕もないと判断し，生物学的製剤と
JAK 阻害薬は，注意点や医療費の説明，検査等々
が共通している部分が多いとの理由で，この外来
を立ち上げた．

クリニックの先生方のなかには，生物学的製剤
はご存じで，興味はあるのだけれど，自身で導入
するにはまだわからないことや，心配なことが多
いということで，当院の専門外来にご紹介いただ
けたケースも増えてきている．前述した，皮膚科
ホットラインの依頼件数の1/3はバイオ/JAK 外
来へ紹介したいという内容となっている．

市中病院の皮膚科であっても，このように特色

表 1. 2023 年 3 月現在の乾癬，アトピー性皮膚炎における全身療法の内訳

01. 乾癬 ※スイッチ症例，中止症例も含んだ数になる				
薬剤名	尋常性	PsA	その他	計
インフリキシマブ	9	8	4	21
アダリムマブ	8	7	0	15
ウステキヌマブ	18	0	0	18
セクキヌマブ	20	7	4	31
ブロダルマブ	9	2	0	11
イキセキズマブ	16	9	0	25
グセルクマブ	20	0	2	22
リサンキズマブ	22	0	2	24
セルトリズマブ ペゴル	5	8	0	13
チルドラキズマブ	12	0	0	12
ビメキズマブ	12	0	0	12
スペソリマブ	0	0	1	1
合計	151	41	13	205

02. アトピー性皮膚炎	
薬剤名	計
デュピルマブ	45
ネモリズマブ	12
バリシチニブ	12
ウパダシチニブ	10
アブロシチニブ	9
検査のみ	12
合計	100

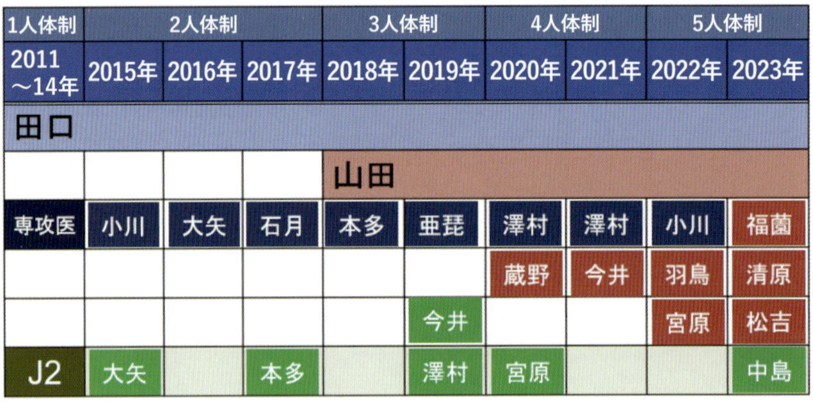

1人体制	2人体制			3人体制		4人体制		5人体制	
2011〜14年	2015年	2016年	2017年	2018年	2019年	2020年	2021年	2022年	2023年
田口									
					山田				
専攻医	小川	大矢	石月	本多	亜琵	澤村	澤村	小川	福薗
						蔵野	今井	羽鳥	清原
				今井				宮原	松吉
J2	大矢		本多		澤村	宮原			中島

図 4. 当院での皮膚科医の推移

を持った外来を展開し，そこへアクセスする方法を示し，わかりやすくハードルを低くすることで，地域に根差した信頼される病院皮膚科に成長させられると考える．その結果，紹介患者も増え，売り上げも上がり，そこで研修したいという研修医が増えてくれば，おのずと大学が派遣を後押ししてくれるのではないかと考えている．

皮膚科を 20 年以上やっているが，まだまだ勉強中の身であることを痛感させられる．1 人医長でいた頃と比べて，優秀なスタッフや，皮膚科の話が出来る部下に恵まれて，年齢とともに衰えてきた瞬発力を補うように，他医師にやってもらえる仕事などは分担できるようになった．よく，「先生は開業しないんですか？」と訊かれることがあるが，「今の環境が楽しいから，当分ないですね」と答えている．何事も，自分 1 人では出来ない．頼りになる信頼できる仲間を作りながら，微力ながら地域医療に貢献していきたいと常々考えている．

下記に，当院の皮膚科医師数の推移を示すが，最初の 3 年は文字通りの 1 人医長であった（**図 4**）．患者数の増加とともに，大学から 1 名後期研修医を送ってもらえるようになり，2 人体制となり 3 年．その後，皮膚科専門医である山田延未先生を加えて，充実の 3 人体制となり 2 年．2020 年から 4 名，

2022年から現在の5名体制となっている.

　恵まれている環境だと思うし,収益を上げにくい皮膚科に対して,多大なる支援をいただいている水戸協同病院と,派遣元である筑波大学皮膚科に感謝しかない.1人医長は,拡大させるのも,小規模でコツコツ頑張るのも,自分次第であり,どちらも正解だと思う.

文　献

1) 田口詩路麻:【皮膚トラブルが病棟でまた起きた!　～研修医がよく遭遇する困りごとトップ9から行うべき対応と治療,コンサルトのコツを身につける!】レジデントノート,**20**(9), 2018.
2) 田口詩路麻:【内科医が遭遇する皮膚疾患フロントライン「皮疹」は現場で起きている!】*medicina*, **60**(12), 2023.

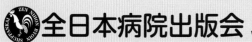

Monthly Book Derma. No.348

2024年6月増刊号

達人が教える!
"あと一歩"をスッキリ治す皮膚科診療テクニック

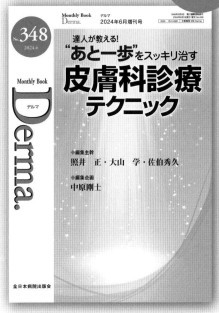

編集企画：**中原剛士**（九州大学教授）

定価 6,490円（本体 5,900円＋税）　B5判・246ページ

治りきらない皮膚疾患の治療方針に迷ったとき、
スッキリ治すための「コツ」や「ヒント」をまとめました。
日常診療で困ったときに読み返したい必携の1冊です!

Contents

- アトピー性皮膚炎の外用治療の"あと一歩"
- 新規全身治療薬でも難治なアトピー性皮膚炎治療の"あと一歩"
- しつこい手湿疹治療の"あと一歩"
- しつこい頭部脂漏性皮膚炎治療の"あと一歩"
- 皮膚瘙痒症 治療と指導の"あと一歩"
- スッキリしない蕁麻疹治療の"あと一歩"
- 遺伝性血管性浮腫 診断と治療の"あと一歩"
- 被疑薬の特定が難しい薬疹治療の"あと一歩"
- 酒皶治療の"あと一歩"：赤みをどうする？
- 虫刺症 原因の特定や患者説明，治療の"あと一歩"
- しつこい疥癬治療の"あと一歩"
- 難治性尋常性疣贅の"あと一歩"
- 爪白癬 完全治癒への"あと一歩"
- JAK阻害薬使用中のヘルペス感染症 その対策の"あと一歩"
- 伝染性軟属腫治療の"あと一歩"
- 繰り返す蜂窩織炎治療の"あと一歩"
- 非結核性抗酸菌症治療の"あと一歩"
- 円形脱毛症治療の"あと一歩"—病期別治療攻略法—
- サルコイドーシス 皮膚症状治療の"あと一歩"
- 繰り返すうっ滞性潰瘍の治療・処置の"あと一歩"
- 膠原病 皮膚症状に対する治療の"あと一歩"
- 菌状息肉症治療の"あと一歩"
- 難治性水疱性類天疱瘡治療の"あと一歩"
- 天疱瘡治療の"あと一歩"
- コロナ感染・コロナワクチン接種後の皮膚疾患 こじれた場合の"あと一歩"
- 繰り返す結節性紅斑治療の"あと一歩"
- 繰り返す胼胝・鶏眼治療の"あと一歩"
- 痤瘡瘢痕治療の"あと一歩"

全日本病院出版会　〒113-0033 東京都文京区本郷 3-16-4　Tel:03-5689-5989
www.zenniti.com　Fax:03-5689-8030

FAX による注文・住所変更届け

改定：2024 年 1 月

　毎度ご購読いただきましてありがとうございます．

　読者の皆様方に弊社の本をより確実にお届けさせていただくために，FAX でのご注文・住所変更届けを受けつけております．この機会に是非ご利用ください．

◎ご利用方法

　FAX 専用注文書・住所変更届けは，そのまま切り離して FAX 用紙としてご利用ください．また，注文の場合手続き終了後，ご購入商品と郵便振替用紙を同封してお送りいたします．**代金が税込 5,000 円をこえる場合，代金引換便とさせて頂きます．**その他，申し込み・変更届けの方法は電話，郵便はがきも同様です．

◎代金引換について

　代金が税込 5,000 円をこえる場合，代金引換とさせて頂きます．配達員が商品をお届けした際に，現金またはクレジットカード・デビットカードにて代金を配達員にお支払い下さい(本の代金＋消費税＋送料)．(※年間定期購読と同時に 5,000 円をこえるご注文を頂いた場合は代金引換とはなりません．郵便振替用紙を同封して発送いたします．代金後払いという形になります．送料は，定期購読を含むご注文の場合は弊社が負担します)

◎年間定期購読のお申し込みについて

　年間定期購読は，1 年分を前金で頂いておりますため，代金引換とはなりません．郵便振替用紙を本と同封または別送いたします．送料弊社負担，また何月号からでもお申込み頂けます．

　毎年末，次年度定期購読のご案内をお送りいたしますので，定期購読更新のお手間が非常に少なく済みます．

◎住所変更届けについて

　年間購読をお申し込みされております方は，その期間中お届け先が変更します際，必ずご連絡下さいますようよろしくお願い致します．

◎取消，変更について

　取消，変更につきましては，お早めに FAX，お電話でお知らせ下さい．

　返品は，原則として受けつけておりませんが，返品の場合の郵送料はお客様負担とさせていただきます．その際は必ず弊社へご連絡ください．

◎ご送本について

　ご送本につきましては，ご注文がありましてから約 1 週間前後とみていただきたいと思います．

◎個人情報の利用目的

　お客様から収集させていただいた個人情報，ご注文情報は本サービスを提供する目的(本の発送，ご注文内容の確認，問い合わせに対しての回答等)以外には利用することはございません．

　その他，ご不明な点は弊社までご連絡ください．

株式会社 全日本病院出版会　〒113-0033 東京都文京区本郷 3-16-4-7F
電話 03(5689)5989　FAX03(5689)8030　郵便振替口座 00160-9-58753

FAX 専用注文用紙 5,000 円以上代金引換 (皮 '24.12)

Derma 年間定期購読申し込み（送料弊社負担）
☐ 2025 年 1 月〜12 月（定価 43,560 円）　☐ 2024 年＿月〜12 月

☐ Derma バックナンバー申し込み（号数と冊数をご記入ください）
No.　　／　　冊　　No.　　／　　冊　　No.　　／　　冊

Monthly Book Derma. 創刊 20 周年記念書籍
☐ そこが知りたい 達人が伝授する日常皮膚診療の極意と裏ワザ（定価 13,200 円）　冊

Monthly Book Derma. No. 353（'24.10 月増大号）
☐ 皮膚科アンチエイジング外来（定価 5,610 円）　冊

Monthly Book Derma. No. 348（'24.6 月増刊号）
☐ 達人が教える！ "あと一歩" をスッキリ治す皮膚科診療テクニック（定価 6,490 円）　冊

Monthly Book Derma. No. 340（'23.10 月増大号）
☐ 切らずに勝負！皮膚科医のための美容皮膚診療（定価 5,610 円）　冊

Monthly Book Derma. No. 336（'23.7 月増刊号）
☐ 知っておくべき皮膚科キードラッグのピットフォール（定価 6,490 円）　冊

PEPARS 年間定期購読申し込み（送料弊社負担）
☐ 2025 年 1 月〜12 月（定価 42,020 円）　☐ 2024 年＿月〜12 月

☐ PEPARS バックナンバー申し込み（号数と冊数をご記入ください）
No.　　／　　冊　　No.　　／　　冊　　No.　　／　　冊

☐ こどもの足を知る・診る・守る！（定価 5,720 円）　冊

☐ ゼロからはじめる Non-Surgical 美容医療（定価 5,940 円）　冊

☐ カスタマイズ治療で読み解く美容皮膚診療（定価 10,450 円）　冊

☐ 足の総合病院・下北沢病院がおくる！ポケット判 主訴から引く足のプライマリケアマニュアル（定価 6,380 円）　冊

☐ 目もとの上手なエイジング（定価 2,750 円）　冊

☐ カラーアトラス 爪の診療実践ガイド 改訂第 2 版（定価 7,920 円）　冊

☐ イチからはじめる美容医療機器の理論と実践 改訂第 2 版（定価 7,150 円）　冊

☐ 臨床実習で役立つ 形成外科診療・救急外科処置ビギナーズマニュアル（定価 7,150 円）　冊

☐ 足爪治療マスター BOOK（定価 6,600 円）　冊

☐ 図解 こどものあざとできもの―診断力を身につける―　冊

☐ 美容外科手術―合併症と対策―（定価 22,000 円）　冊

☐ 足育学 外来でみるフットケア・フットヘルスウェア（定価 7,700 円）　冊

☐ 実践アトラス 美容外科注入治療 改訂第 2 版（定価 9,900 円）　冊

☐ Non-Surgical 美容医療超実践講座（定価 15,400 円）　冊

☐ スキルアップ！ニキビ治療実践マニュアル（定価 5,720 円）　冊

その他（雑誌名/号数，書名と冊数をご記入ください）
☐

お名前	フリガナ		診療科
		要捺印	
ご送付先	〒　　―		

TEL：　　（　　　）　　　　　FAX：　　（　　　）

FAX 03-5689-8030 全日本病院出版会行

全日本病院出版会行
FAX 03-5689-8030

年　月　日

住 所 変 更 届 け

お 名 前	フリガナ	
お客様番号		毎回お送りしています封筒のお名前の右上に印字されております8ケタの番号をご記入下さい。
新お届け先	〒　　　　　都　道 　　　　　　府　県	
新電話番号	（　　　　　）	
変更日付	年　　月　　日より	月号より
旧お届け先	〒	

※ 年間購読を注文されております雑誌・書籍名に✓を付けて下さい。

☐ Monthly Book Orthopaedics（月刊誌）

☐ Monthly Book Derma.（月刊誌）

☐ Monthly Book Medical Rehabilitation（月刊誌）

☐ Monthly Book ENTONI（月刊誌）

☐ PEPARS（月刊誌）

☐ Monthly Book OCULISTA（月刊誌）

FAX 03-5689-8030

全日本病院出版会行

バックナンバー 一覧

2024 年 12 月現在

Monthly Book Derma. デルマ

2025 年度　年間購読料　43,560 円

通常号：定価 2,860 円（本体 2,600 円＋税）×11 冊
増大号：定価 5,610 円（本体 5,100 円＋税）×1 冊
増刊号：定価 6,490 円（本体 5,900 円＋税）×1 冊

=== 2022 年 ===

No. 317　母斑・母斑症の診療 update─基礎から実践まで─
編／金田眞理

No. 318　ここまでできる！最新オフィスダーマトロジー
編／野村有子

No. 319　実践！皮膚疾患への光線療法─総集編─
編／山﨑文和

No. 320　エキスパートへの近道！間違えやすい皮膚疾患の見極め
定価 7,700 円（本体 7,000 円＋税）　編／出光俊郎　増刊

No. 321　イチからはじめる美容皮膚科マニュアル
編／古村南夫

No. 322　コロナ禍の皮膚科日常診療　編／高山かおる

No. 323　私はこうする！痒疹・皮膚瘙痒症の診療術
編／片桐一元

No. 324　好中球が関わる皮膚疾患 update
編／葉山惟大

No. 325　まずはここから！皮膚科における抗菌薬の正しい使い方
編／山﨑　修

No. 326　これ 1 冊！皮膚科領域における膠原病診療の極意
編／茂木精一郎

No. 327　アトピー性皮膚炎診療の最前線─新規治療をどう取り入れ，既存治療を使いこなすか─
定価 5,500 円（本体 5,000 円＋税）　編／本田哲也　増大

No. 328　レーザー治療の専門医に聞く！皮膚科レーザー治療─基本手技と実臨床でのコツ─
編／長濱通子

No. 329　これで慌てない外傷患者治療マニュアル─熱傷・凍瘡から動物咬傷まで─　編／岩田洋平

=== 2023 年 ===

No. 330　色素異常症診療のポイント　編／鈴木民夫

No. 331　皮膚科領域でのビッグデータの活用法
編／山﨑研志

No. 332　食物アレルギー診療─開業医の立場での展開─
編／原田　晋

No. 333　ここまでわかった！好酸球と皮膚疾患
編／野村尚史

No. 334　こどもの皮膚疾患検査マニュアル
編／吉田和恵

No. 335　多汗症・無汗症診療マニュアル
編／大嶋雄一郎

No. 336　知っておくべき皮膚科キードラッグのピットフォール
定価 6,490 円（本体 5,900 円＋税）　編／玉木　毅　増刊

No. 337　痒みのサイエンス　編／石氏陽三

No. 338　ステロイドを極める！外用・内服・点滴療法─どう処方する？使えないときはどうする!?─
編／山本俊幸

No. 339　目・鼻周りの皮膚疾患を上手に治療する
編／山口由衣

No. 340　切らずに勝負！皮膚科医のための美容皮膚療
定価 5,610 円（本体 5,100 円＋税）　編／船坂陽子　増大

No. 341　皮膚科医のための性感染症入門
編／原田和俊

No. 342　いまさら聞けない！ウイルス感染症診療マニュアル
編／清水　晶

=== 2024 年 ===

No. 343　基礎から学ぶ！皮膚腫瘍病理診断
編／山元　修

No. 344　皮膚科らしい傷の治しかた　編／浅井　純

No. 345　基本のキ！紅斑の診かた・治しかた
編／藤本徳毅

No. 346　知っておきたい！皮膚の保険診療
編／福田知雄

No. 347　今こそ極める蕁麻疹　編／田中暁生

No. 348　達人が教える！"あと一歩"をスッキリ治す皮膚科診療テクニック
定価 6,490 円（本体 5,900 円＋税）　編／中原剛士　増刊

No. 349　酒皶パーフェクトガイド　編／菊地克子

No. 350　皮疹が伝えるメッセージ　編／加藤裕史

No. 351　皮膚科医も知っておきたいワクチン
編／渡辺大輔

No. 352　まるわかり！爪疾患　編／高山かおる

No. 353　皮膚科アンチエイジング外来
定価 5,610 円（本体 5,100 円＋税）　編／森脇真一　増大

No. 354　あしの病気 私はこうしている　編／中西健史

No. 355　Update 今の薬疹を知る　編／濱　菜摘

※各号定価：2022 年：本体 2,500 円＋税（増刊・増大号は除く）

2023 年～：本体 2,600 円＋税（増刊・増大号は除く）

※その他のバックナンバーにつきましては，弊社ホームページ
（https://www.zenniti.com）をご覧ください．

━━━━━ 次号予告（2月号） ━━━━━　掲載広告一覧 ━━━━━

皮膚外科 Basic & Advance

編集企画／滋賀医科大学教授　　　　藤本　徳毅

鳥居薬品	表 2
ケイセイ	表 3
レオファーマ	表 4
日本イーライリリー	前付 1

皮膚外科手術の基本中の基本………………加藤　　威
皮膚外科で用いる様々な局所麻酔と鎮静…伊藤　周作
皮膚良性腫瘍の切除法………………………爲政　大幾
皮膚悪性腫瘍の手術療法……………………中村　泰大ほか
眼瞼や頬の手術………………………………大芦　孝平
もう一歩先の皮膚外科手術―鼻と口唇―…青木　恵美
耳介や前額の手術……………………………飯野　志郎
皮膚科医が行う指趾・手足の手術…………須山　孝雪
外陰部の手術…………………………………髙橋　　聡
日本における皮膚外科のこれまでとこれから
　　　………………………………………山﨑　直也

編集主幹：大山　学　杏林大学教授 　　　　　佐伯秀久　日本医科大学教授	**No. 356　編集企画：** 西田絵美　名古屋市立大学医学部附属 　　　　　西部医療センター教授

Monthly Book Derma.　No. 356

2025 年 1 月 15 日発行（毎月 15 日発行）
定価は表紙に表示してあります.
Printed in Japan

© ZEN・NIHONBYOIN・SHUPPANKAI, 2025

発行者　　末　定　広　光
発行所　　株式会社　全日本病院出版会
〒 113-0033 東京都文京区本郷 3 丁目 16 番 4 号 7 階
　　　　電話（03）5689-5989　Fax（03）5689-8030
　　　　郵便振替口座 00160-9-58753
印刷・製本　三報社印刷株式会社　　電話（03）3637-0005
広告取扱店　㈱メディカルブレーン　電話（03）3814-5980

・本誌に掲載する著作物の複製権・翻訳権・上映権・譲渡権・公衆送信権（送信可能化権を含む）は株式会社
　全日本病院出版会が保有します.
・ JCOPY ＜（社）出版者著作権管理機構　委託出版物＞
　本誌の無断複写は著作権法上での例外を除き禁じられています. 複写される場合は, そのつど事前に,（社）出版
　者著作権管理機構（電話 03-5244-5088, FAX 03-5244-5089, e-mail: info@jcopy.or.jp）の許諾を得てください.
・本誌をスキャン, デジタルデータ化することは複製に当たり, 著作権法上の例外を除き違法です. 代行業者等の
　第三者に依頼して同行為をすることも認められておりません.